受験生の皆さんへ

　過去の問題に取り組む目的は、(1)出題傾向(2)出題方式(3)難易度(4)合格点を知り、これからの受験勉強に役立てることにあります。出題傾向などがつかめれば目的は達成したことになりますが、それを一歩深く進めるのが、受験対策の極意です。

　せっかく志望校の出題と取り組むのですから、本番に即した受験対策の場に活用すべきです。では、どうするのか。

　第一は、実際の入試と同じ制限時間を設定して問題に取り組むこと。試験時間が六十分なら六十分以内で挑戦し、時間配分を感覚的に身に付ける訓練です。

　二番目は、きっちりとした正答チェック。正解出来なかった問題は、正解できるまで、徹底的に攻略する心構えが必要です。間違えた場合は、単なるケアレスミスなのか、知識不足が原因のミスなのか、考え方が根本的に間違えていたためのミスなのか、きちんと確認して、必ず正解が書けるようにしておく。

　正答が手元にある過去問題にチャレンジしながら、正解できなかった問題をほったらかしにする受験生もいます。そのような受験生に限って、他の問題集をやっても、間違いを放置したまま、次の問題、次の問題と単に消化することだけに走っているのではないかと思います。過去問題であれ問題集であれ、間違えた問題は、正解できるまで必ず何度も何度も繰り返しチャレンジする。これが必勝の受験勉強法なことをお忘れなく。

入試問題検討委員会

【本書の内容】

1. 本書は過去6年間の薬学部の学校推薦型選抜（公募制）推薦入試の問題と解答を収録しています。

2. 英語・化学の問題と解答を収録しています。尚、大学当局より非公表の問題は掲載していません。

3. 現在受験生を指導している、すぐれた現場の先生方による解答解説を掲載しています。

4. 本書は問題の微細な誤りをなくすため、実物の入試問題を大学より提供を受け、そのまま画像化して印刷しています。

5. 解答後の記録、分析のためにチェックシートを掲載しています。　実力分析、課題発見等にご活用ください。（目次の後に掲載しています。コピーをしてご活用ください。）

　尚、本書発行にご協力いただきました先生方に、この場を借り、感謝申し上げる次第です。

目　　次

　　　　年度　　　　　大学　　　　学部　　科目

　　　　　　　　　　　　　　　　　　　　　　月　　日実施

【問題No.　】	目標	実際	〈評価と気付き〉
時間	分	分	
得点率	％	％	

【問題No.　】	目標	実際	〈評価と気付き〉
時間	分	分	
得点率	％	％	

【問題No.　】	目標	実際	〈評価と気付き〉
時間	分	分	
得点率	％	％	

【問題No.　】	目標	実際	〈評価と気付き〉
時間	分	分	
得点率	％	％	

【問題No.　】	目標	実際	〈評価と気付き〉
時間	分	分	
得点率	％	％	

【問題No.　】	目標	実際	〈評価と気付き〉
時間	分	分	
得点率	％	％	

【問題No.　】	目標	実際	〈評価と気付き〉
時間	分	分	
得点率	％	％	

【問題No.　】	目標	実際	〈評価と気付き〉
時間	分	分	
得点率	％	％	

【問題No.　】	目標	実際	〈評価と気付き〉
時間	分	分	
得点率	％	％	

【Total】	目標	実際	《総合評価》　（解答の手順・時間配分、ケアレスミスの有無、得点の獲得状況等）
時間	分	分	
得点率	％	％	

【得点アップのための対策】　　　　　　　　　　　　　　　**実行完了日**

・　　　　　　　　　　　　　　　　　　　　　　　　　　　　　　/

・　　　　　　　　　　　　　　　　　　　　　　　　　　　　　　/

・　　　　　　　　　　　　　　　　　　　　　　　　　　　　　　/

・　　　　　　　　　　　　　　　　　　　　　　　　　　　　　　/

《チェックシート》　※解答後の分析にご活用ください

令和6年度

問 題 と 解 答

英　語

問題
(50分)

6年度

【Ⅰ】次の英文を読み、問1〜10に答えよ。なお、[1]〜[6]はパラグラフ（段落）の番号を表している。

[1]　The World Health Organization (WHO) has called for a total ban on what it calls industrially produced trans fatty acids worldwide in 2023. The health organization said the artificially produced form of fat is responsible for half a million early deaths each year. Products containing trans fat are commonly found in baked goods and cooking oils.

[2]　In 2020, the WHO said more than 58 countries have introduced laws to protect people from artificial trans fat. But, it said, more than 100 countries should remove them from their food supplies. The health agency reported that two-thirds of the deaths that it blames on trans fat happened in 15 countries. Of these countries, Canada, Latvia, Slovenia, and the United States have set limits on or banned artificial trans fat. But many countries have yet to take action. In Asia, the countries are Azerbaijan, Bangladesh, Bhutan, Nepal, Pakistan, India, Iran, and South Korea. Others include Ecuador, Mexico and Egypt.

[3]　Tom Frieden is head of the public health organization Resolve to Save Lives. The organization is working with the WHO to remove artificial trans fat from the international food supply. He said the total removal of trans fat from food could prevent up to 17 million deaths from heart-related disease by 2040.

[4]　The American Heart Association is a non-profit group that supports heart health and research. It says there are two different kinds of trans fat. Natural trans fat forms in the gut of some animals and foods made from these animals such as milk and meat products. Artificial trans fat, also called trans fatty acids, is created through an industrial process that adds hydrogen to vegetable oils. Food makers use this lower-cost oil so food will stay fresh longer.

[5]　Trans fat can be found in foods such as donuts, cakes, cookies and deep-fried foods. Baked goods that sit on store shelves for many months but remain soft and moist usually contain trans fat. This is because the oil remains solid at room temperature.

[6]　Frieden from Resolve to Save Lives said it is important to understand the difference between artificial trans fat and saturated fat. He called trans fat "a <u>toxic</u> chemical" which should be completely removed from the food supply. That is different from saturated fat, a common substance in many food groups, which "nobody is proposing to ban." Frieden said,

"Think of artificial trans fat as the tobacco of nutrition. It has no values."

問1 According to the World Health Organization (WHO) in paragraph [1], industrially produced trans fatty acids （ 1 ）.
① have been totally banned worldwide
② should be prohibited globally in 2023
③ will cause a million early deaths around the world in 2023
④ are banned for worldwide production in 2023

問2 According to the WHO in paragraph [2], more than 100 countries （ 2 ）.
① have been eliminated from the food supply chains
② have rich food supplies without artificial trans fat
③ are still permitting the use of artificial trans fat
④ supply people with food with no artificial trans fat

問3 According to paragraph [2], （ 3 ） in 15 countries.
① two-thirds of deaths due to artificial trans fat occur
② two-thirds of diseases result from artificial trans fat
③ the health agency was to blame for two-thirds of the deaths
④ two-thirds of artificial trans fat leading to deaths was produced

問4 According to paragraph [2], which of the following countries has taken measures against artificial trans fat? （ 4 ）.
① Canada
② Ecuador
③ Nepal
④ None of the above

問5 According to Tom Frieden in paragraph [3], complete removal of artificial trans fat could （ 5 ） by 2040.
① save more than 17 million lives from heart disease
② reduce the number of heart disease patients to 17 million
③ prevent up to 17 million people from developing heart disease
④ cut the number of deaths from heart disease by 17 million

問 6　According to paragraph [4], natural trans fat is (　6　).

① quickly changed into artificial trans fat

② made from animals living in nature

③ included in milk and meat

④ good for the health of animals

問 7　According to paragraph [4], artificial trans fat (　7　).

① is created through a process using an animal's gut

② is added to food to make it more delicious

③ lasts longer at a low cost

④ is produced by adding hydrogen to vegetable oils

問 8　According to paragraphs [4] and [5], artificial trans fat (　8　).

① usually sits on store shelves for sale

② keeps vegetable oil solid at room temperature

③ makes baked goods good enough to sell well

④ stays soft and moist for months

問 9　The word 'toxic' in paragraph [6] is closest in meaning to (　9　).

① organic

② stable

③ common

④ poisonous

問 10　What does Mr. Frieden mean by 'Think of artificial trans fat as the tobacco of nutrition' in paragraph [6]? (　10　).

① Artificial trans fat is as addictive as tobacco

② Like tobacco, artificial trans fat is harmful to human health

③ Artificial trans fat has the same nutritional value as tobacco

④ Like tobacco, artificial trans fat is common

【Ⅱ】 次の問 1〜8 の空欄 (　11　) 〜 (　18　) に入る最も適切な語 (句) を①〜④ から一つ選び、その番号をマークせよ。

問1 This university was actively seeking a promising instructor (　11　) it had just expanded its operations in Asia.

① before ② because ③ while ④ so

問2 John's parents were invited to a dinner (　12　) the new ambassador.

① giving a welcome ② to give welcome

③ given to welcome ④ to be given a welcome to

問3 Tom (　13　) written this French letter. He doesn't know French at all.

① must have been ② might have

③ couldn't have ④ shouldn't have

問4 What did you do (　14　) the television? The picture is worse than before!

① about ② in ③ for ④ to

問5 Little (　15　) I know he'd become a boxing champion.

① did ② do ③ will ④ can

問6 I can't imagine my brother Jim (　16　) elected the president.

① been ② being

③ be ④ is

問7 They won't accept your check. You have to pay (　17　) cash or by card.

① in ② for ③ as ④ from

問8 The heat is unbearable here in summer. Why did you have to choose (　18　) place in this park?

① as shady as ② less shady

③ the less shady than ④ the least shady

【Ⅲ】 次の問 1～5 の空欄 (19) ～ (23) に入る最も適切な文を①～④から一つ選び、その番号をマークせよ。

問 1　<On campus>

A: I don't mind the morning baseball practices. Do you?

B: (19) I hate getting up early on winter mornings.

A: Now I remember. Last winter, you were always yelled at for being late.

① No, I don't.

② I think so, too.

③ Me, too.

④ Oh, I do.

問 2　<At home>

A: Dad, what does 'DX' mean?

B: 'DX'? (20)

A: I did, but it didn't help at all.

① Why do you want to know that?

② Why don't you look it up on the Internet?

③ In what way is it used?

④ Where did you get that word?

問 3　<On campus>

A: Would you like to go to a live show tonight? Norman Collins is performing live at Tom's.

B: That sounds fun, but I have to finish my report tonight.

A: Oh, that reminds me of a report I have to submit. (21)

① I will give you my tickets.

② You must change your schedule.

③ I guess neither of us can make it.

④ I will help you with your work.

問4　<In a professor's office>

A: Excuse me, Professor Thompson. May I come in?

B: Come in. I've been waiting for you, Mr. Williams. You won't pass the class if you don't stop being late for my lecture.

A: I'm sorry. (　22　)

① I forgot dropping it.

② I'm afraid of passing it.

③ I have a hard time waking up.

④ But I've gathered all things.

問5　<At a pharmacy>

A: This medicine is very effective. It will cure almost all of your disorders.

B: I don't trust a cure-all. (　23　)

A: Many of our other customers have found it very helpful.

① It could be risky.

② You're trustworthy.

③ Your advice is very helpful.

④ It must cure anything.

【IV】 次の問 1〜5 の日本語の意味に合うように [   ] 内の語句を並べかえて英文を作り、空欄 (24)〜(33) に入るものを一つ選び、その番号をマークせよ。なお、文頭に来る語句も小文字で記してある。

問1　そのイベントの参加者は、記念品をもらった。
(   )(   )(24)(   )(   )(25)(   ) souvenirs.
[① attended　② the　③ who　④ given　⑤ event　⑥ those　⑦ were]

問2　私は、学校に行く途中に、このきれいな花を見つけた。
I (   )(   )(26)(   )(   )(27)(   ) to school.
[① beautiful flower　② way　③ across　④ my　⑤ this　⑥ on　⑦ came]

問3　時間を上手に使って、あなたの将来のために、役立つ本をたくさん読みましょう。
(   )(   )(28)(   )(   )(29)(   ) read a lot of useful books for your future.
[① time　② of　③ good　④ and　⑤ use　⑥ make　⑦ your]

問4　ダンスの練習を長くすればするほど、彼女は自分の演技にますます自信が持てるようになった。
(   )(30)(   )(   ), (31)(   ) she became in her performance.
[① the more　② practiced　③ confident　④ she　⑤ the longer　⑥ dancing]

問5　私たちは、この川が私たちに提供してくれる飲み水に、いつも感謝しなくてはならない。
We must always be grateful (   )(   )(32)(   )(   )
(33)(   ).
[① the drinking water　② this river　③ for　④ with　⑤ provides　⑥ that　⑦ us]

化 学

問題

（50分）

6年度

必要ならば，つぎの数値を用いなさい。

原子量：H = 1.00，C = 12.0，N = 14.0，O = 16.0，Na = 23.0，S = 32.0，Cl = 35.5，Pb = 207

ファラデー定数：$F = 9.65 \times 10^4$ C/mol

なお，気体はすべて理想気体であるものとし，その標準状態（0℃，1.013×10^5 Pa）における体積は 22.4 L/mol とする。

【Ⅰ】 つぎの文章を読んで，以下の問いに答えよ。

問1,2 ナトリウム原子 Na の電子配置は，（K2, L8, M1）と表される。以下の問いに答えよ。ただし，K，L，M は電子の入る電子殻を表す。

問1 リン原子 P の電子配置は，（K ［ ア ］，L ［ イ ］，M ［ ウ ］）と表される。
［ ア ］～［ ウ ］にあてはまる数値の正しい組合せを選び，その番号を ［ 1 ］ にマークしなさい。

	ア	イ	ウ
①	2	2	5
②	2	2	7
③	2	8	1
④	2	8	3
⑤	2	8	5
⑥	8	2	7
⑦	8	2	1
⑧	8	2	3
⑨	8	8	5
⑩	8	8	7

問2　塩素原子 Cl から生じる最も安定なイオンの電子配置は，（K $\boxed{\text{エ}}$，L $\boxed{\text{オ}}$，M $\boxed{\text{カ}}$）と表される。$\boxed{\text{エ}}$ ～ $\boxed{\text{カ}}$ にあてはまる数値の正しい組合せを選び，その番号を $\boxed{2}$ にマークしなさい。

	$\boxed{\text{エ}}$	$\boxed{\text{オ}}$	$\boxed{\text{カ}}$
①	2	2	0
②	2	2	7
③	2	6	10
④	2	8	7
⑤	2	8	8
⑥	8	2	0
⑦	8	6	0
⑧	8	6	4
⑨	8	8	2
⑩	8	8	7

問3　つぎの物質の分子のうち，分子の形が直線形であるものをすべて選んでいるものを選び，その番号を $\boxed{3}$ にマークしなさい。

a　アセチレン
b　アンモニア
c　塩化水素
d　二酸化炭素
e　水
f　メタン

① （a, b）　　② （a, c）　　③ （c, d）　　④ （d, e）　　⑤ （e, f）

⑥ （a, b, f）　⑦ （a, c, d）　⑧ （b, c, e）　⑨ （b, d, e）　⑩ （d, e, f）

問4　ナトリウムイオン Na^+，マグネシウムイオン Mg^{2+}，およびアルミニウムイオン Al^{3+} の
イオン半径の大小関係について，等号や不等号で正しく表したものを選び，その番号を
　4　にマークしなさい。

①	Na^+	$=$	Mg^{2+}	$=$	Al^{3+}
②	Na^+	$>$	Mg^{2+}	$>$	Al^{3+}
③	Na^+	$>$	Al^{3+}	$>$	Mg^{2+}
④	Mg^{2+}	$>$	Na^+	$>$	Al^{3+}
⑤	Mg^{2+}	$>$	Al^{3+}	$>$	Na^+
⑥	Al^{3+}	$>$	Mg^{2+}	$>$	Na^+
⑦	Al^{3+}	$>$	Na^+	$>$	Mg^{2+}

問5　つぎの記述のうち，正しいものの組合せを選び，その番号を　5　にマークしなさ
い。

a　金属結合は，非共有電子対による結合である。

b　極性分子は，一般に水よりも無極性溶媒に溶けやすい。

c　直鎖状アルカンにおいて，一般に分子量が大きい分子ほど分子間にはたらくファンデル
ワールス力は大きい。

d　分子結晶は，一般にイオン結晶よりも融点が高く，昇華しにくい。

e　イオン結晶は，結晶全体として電気的に中性である。

①（a, b）　　　②（a, c）　　　③（a, d）　　　④（a, e）　　　⑤（b, c）

⑥（b, d）　　　⑦（b, e）　　　⑧（c, d）　　　⑨（c, e）　　　⑩（d, e）

問6,7　つぎの（1）～（6）の原子は，元素記号をXで表し，質量数と原子番号を書き添えたものである。以下の問いに答えよ。ただし，それぞれのXは，アルゴン原子 Ar，ケイ素原子 Si，酸素原子 O，水素原子 H，炭素原子 C，ヨウ素原子 Iのうちのいずれかである。

（1）$^{1}_{1}X$　　（2）$^{12}_{6}X$　　（3）$^{16}_{8}X$　　（4）$^{28}_{14}X$　　（5）$^{40}_{18}X$　　（6）$^{127}_{53}X$

問6　つぎの記述のうち，正しいものの組合せを選び，その番号を　6　にマークしなさい。

a　（2）の原子の質量数は，（1）の原子の質量数の約6倍である。

b　（2）の原子より中性子の数が1つ大きく，陽子の数が等しい原子は，窒素原子 Nである。

c　（2）の原子より（3）の原子の方が，電気陰性度が大きい。

d　（4）の単体の結晶中のそれぞれの（4）の原子間の結合に（3）の原子が入り込んだ構造の共有結合結晶は，自然界で水晶（石英）として存在する。

e　（5）と（6）の単体は，いずれも常温・常圧下で単原子分子として安定に存在する。

① (a, b)　　② (a, c)　　③ (a, d)　　④ (a, e)　　⑤ (b, c)

⑥ (b, d)　　⑦ (b, e)　　⑧ (c, d)　　⑨ (c, e)　　⑩ (d, e)

問7　つぎの記述のうち，正しいものの組合せを選び，その番号を　7　にマークしなさい。

a　（1）～（6）の原子のうち，価電子の数が最も大きいのは（5）である。

b　（1）～（6）の原子のうち，最外殻電子の数が最も大きいのは（6）である。

c　（1）～（6）の元素で，お互いに元素の周期表で同族の関係にあるものはない。

d　（1）～（6）の元素は，いずれも元素の周期表において典型元素に分類される。

e　（1）～（6）の単体のうち，常温・常圧下で液体として存在するものはない。

① (a, b)　　② (a, c)　　③ (a, d)　　④ (a, e)　　⑤ (b, c)

⑥ (b, d)　　⑦ (b, e)　　⑧ (c, d)　　⑨ (c, e)　　⑩ (d, e)

【Ⅱ】 つぎの文章を読んで，以下の問いに答えよ。

希硫酸（密度：1.20 g/cm³）を電解液として，電極 A ［鉛：Pb］と電極 B ［酸化鉛（Ⅳ）：PbO₂］を入れて鉛蓄電池を作成した（図 1）。電極 A と電極 B の間に豆電球をつないで放電すると，PbO₂は ア される。放電によって，電極 A の表面には イ が付着し，電極 B の表面には ウ が付着する。

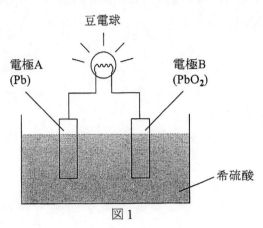

図 1

問 1 質量パーセント濃度 28.0 ％の希硫酸（密度：1.20 g/cm³）のモル濃度は何 mol/L か。最も近い値を選び，その番号を 8 にマークしなさい。

① 2.85×10^{-1} ② 3.43×10^{-1} ③ 4.37×10^{-1} ④ 9.58×10^{-1} ⑤ 1.22
⑥ 1.71 ⑦ 2.38 ⑧ 2.85 ⑨ 3.43 ⑩ 4.37

問 2 ア 〜 ウ にあてはまるものの正しい組合せを選び，その番号を 9 にマークしなさい。

		ア	イ	ウ
①		酸化	PbO_2	Pb
②		酸化	PbO_2	$PbSO_4$
③		酸化	$PbSO_4$	Pb
④		酸化	$PbSO_4$	$PbSO_4$
⑤		還元	PbO_2	Pb
⑥		還元	PbO_2	$PbSO_4$
⑦		還元	$PbSO_4$	Pb
⑧		還元	$PbSO_4$	$PbSO_4$

問 3 ～ 5　この鉛蓄電池を 2.00 A の一定電流で，6 分 26 秒間放電させた。以下の問いに答え
　　　　よ。ただし，放電によって電極 A と電極 B の表面に付着した物質は，共に水に不溶で
　　　　あり，電極から脱落しないものとする。また，流れた電気量はすべて放電に利用され
　　　　たものとする。

問 3　この放電により流れた電気量は何 C か。最も近い値を選び，その番号を　10　に
　　　マークしなさい。

① 12.9　　　② 19.3　　　③ 32.5　　　④ 38.6　　　⑤ 77.2
⑥ 129　　　⑦ 193　　　⑧ 325　　　⑨ 386　　　⑩ 772

問 4　この放電の結果，電極 A の質量は何 mg 増加したか。最も近い値を選び，その番号
　　　を　11　にマークしなさい。

① 12.2　　　② 19.4　　　③ 24.3　　　④ 38.4　　　⑤ 76.8
⑥ 122　　　⑦ 194　　　⑧ 243　　　⑨ 384　　　⑩ 768

問 5　この放電の結果，電極 B の質量は何 mg 増加したか。最も近い値を選び，その番号を
　　　12　にマークしなさい。

① 6.40　　　② 12.8　　　③ 25.6　　　④ 51.2　　　⑤ 64.0
⑥ 102　　　⑦ 128　　　⑧ 256　　　⑨ 512　　　⑩ 640

問6　一定時間，放電した鉛蓄電池に対して充電を行った。電極Aと電極Bをそれぞれ，外部の直流電源の　エ　と　オ　につなぎ，放電時と　カ　向きに電流を流した。このとき電解液である希硫酸の密度は，充電前と充電後を比較すると，　キ　の方が高い。

　　文中の　エ　～　キ　にあてはまる語句の正しい組合せを選び，その番号を　13　にマークしなさい。ただし，水の電気分解による影響，ならびに水の蒸発による影響は無視できるものとする。

	エ	オ	カ	キ
①	正極	負極	同じ	充電前
②	正極	負極	同じ	充電後
③	正極	負極	逆	充電前
④	正極	負極	逆	充電後
⑤	負極	正極	同じ	充電前
⑥	負極	正極	同じ	充電後
⑦	負極	正極	逆	充電前
⑧	負極	正極	逆	充電後

【Ⅲ】　つぎの文章を読んで，以下の問いに答えよ。

　硫黄 S は，元素の周期表の　ア　に属する　イ　である。硫黄の単体には斜方硫黄，単斜硫黄，ゴム状硫黄などの　ウ　がある。硫黄の化合物には，酸化物として二酸化硫黄 SO_2，水素化合物として硫化水素 H_2S，オキソ酸として硫酸 H_2SO_4 がある。工業的に濃硫酸（質量パーセント濃度 98.0％）は，SO_2 を酸化バナジウム（Ⅴ）V_2O_5 を触媒として三酸化硫黄 SO_3 に酸化した後，濃硫酸に吸収させて発煙硫酸とし，これを希硫酸に吸収させて製造される。

$$2\,SO_2 \ + \ O_2 \ \longrightarrow \ 2\,SO_3$$

$$SO_3 \ + \ H_2O\ （濃硫酸中の水） \ \longrightarrow \ H_2SO_4$$

問 1　　ア　～　ウ　にあてはまるものの正しい組合せを選び，その番号を　14　にマークしなさい。

	ア	イ	ウ
①	15 族	金属元素	同位体
②	15 族	金属元素	同素体
③	15 族	非金属元素	同族体
④	16 族	非金属元素	同位体
⑤	16 族	非金属元素	同素体
⑥	16 族	金属元素	同族体
⑦	17 族	金属元素	同位体
⑧	17 族	非金属元素	同素体
⑨	17 族	金属元素	同族体

問 2　つぎの記述のうち，正しいものの組合せを選び，その番号を　15　にマークしなさい。

　a　斜方硫黄と単斜硫黄は，共に分子式 S_8 で表すことができる。
　b　斜方硫黄，単斜硫黄およびゴム状硫黄の中で，常温で最も安定なのはゴム状硫黄である。
　c　斜方硫黄は環状分子であり，単斜硫黄およびゴム状硫黄は鎖状分子である。
　d　斜方硫黄と単斜硫黄は二硫化炭素 CS_2 によく溶けるが，ゴム状硫黄は CS_2 に溶けない。

　①　(a, b)　　②　(a, c)　　③　(a, d)　　④　(b, c)　　⑤　(b, d)　　⑥　(c, d)

問 3　二酸化硫黄 SO_2 に関するつぎの記述のうち，正しいものの組合せを選び，その番号を $\boxed{16}$ にマークしなさい。

a　黄色で刺激臭をもつ有毒な気体で，火山ガスに含まれる。
b　水に溶けると亜硫酸を生じ，弱い酸性を示す。
c　実験室では，下方置換で捕集する。
d　実験室では，硫化鉄 (II) FeS に希硫酸を加えることにより得る。

①　(a, b)　②　(a, c)　③　(a, d)　④　(b, c)　⑤　(b, d)　⑥　(c, d)

問 4　硫化水素 H_2S に関するつぎの記述のうち，正しいものの組合せを選び，その番号を $\boxed{17}$ にマークしなさい。

a　火山ガスや温泉水に含まれ，無色で腐卵臭のある有毒な気体である。
b　銅イオン Cu^{2+} と亜鉛イオン Zn^{2+} の混合水溶液を希塩酸で酸性にして H_2S を通じると，主に硫化亜鉛 ZnS が沈殿する。
c　実験室では，銅 Cu に濃硫酸を加えて加熱することにより得る。
d　H_2S の水溶液に SO_2 を吹き込むと，水溶液は白く濁る。

①　(a, b)　②　(a, c)　③　(a, d)　④　(b, c)　⑤　(b, d)　⑥　(c, d)

問 5　濃硫酸に関するつぎの記述のうち，正しいものの組合せを選び，その番号を $\boxed{18}$ にマークしなさい。

a　熱濃硫酸は強い酸化作用を示し，金や白金と容易に反応して SO_2 を発生する。
b　濃硫酸は，揮発性の酸に分類される。
c　濃硫酸は，有機化合物から水素原子 H と酸素原子 O を，水 H_2O として奪い取る。
d　濃硫酸を硝酸塩と反応させると，揮発性の酸である硝酸が生成する。
e　下線の工業的製法をオストワルト法という。

①（a, b）　②（a, c）　③（a, d）　④（a, e）　⑤（b, c）
⑥（b, d）　⑦（b, e）　⑧（c, d）　⑨（c, e）　⑩（d, e）

問 6　　下線について，標準状態で 112 L の二酸化硫黄 SO_2 より得られる濃硫酸（質量パーセント濃度 98.0 %）は理論的に何 g か。最も近い値を選び，その番号を　19　にマークしなさい。

① 　440　　　　② 　450　　　　③ 　465　　　　④ 　480

⑤ 　490　　　　⑥ 　500　　　　⑦ 　515　　　　⑧ 　520

【IV】 つぎの文章を読んで，以下の問いに答えよ。

有機化合物 A（分子式：$C_3H_6O_2$）の構造解析を実施した。フラスコ内で化合物 A に水酸化ナトリウム水溶液を加えて加熱すると，化合物 B のナトリウム塩，および化合物 C が生成した。化合物 C を酸化すると，化合物 D を経て化合物 E が生じた。化合物 D および E を，それぞれアンモニア性硝酸銀水溶液に加えて加熱すると共に銀鏡が生じた。

問1　化合物 A の名称として正しいものを選び，その番号を　20　にマークしなさい。

問2　化合物 B の名称として正しいものを選び，その番号を　21　にマークしなさい。

問3　化合物 E の名称として正しいものを選び，その番号を　22　にマークしなさい。

【問 1 ～ 3 の解答群】

① ギ酸　　　　　　② ギ酸メチル　　　　　③ ギ酸エチル

④ 酢酸　　　　　　⑤ 酢酸メチル　　　　　⑥ 酢酸エチル

⑦ プロピオン酸　　⑧ プロピオン酸メチル　⑨ プロピオン酸エチル

問4　常温・常圧下，化合物 A ～ E のうち，最も水に溶けにくいものを選び，その番号を　23　にマークしなさい。

① A　　　　② B　　　　③ C　　　　④ D　　　　⑤ E

問 5,6 有機化合物 A の元素分析は，図 2 の装置を用いて実施した。

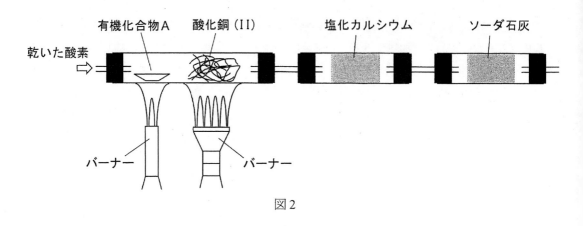

有機化合物 A　酸化銅（II）　塩化カルシウム　ソーダ石灰

乾いた酸素

バーナー　　バーナー

図 2

問 5 図 2 の装置を用いて元素分析をしたとき，塩化カルシウムとソーダ石灰が主として吸収する物質として正しい組合せを選び，その番号を 24 にマークしなさい。

	塩化カルシウムが主として吸収する物質	ソーダ石灰が主として吸収する物質
①	二酸化炭素	水
②	二酸化炭素	水素
③	二酸化炭素	一酸化炭素
④	一酸化炭素	メタン
⑤	一酸化炭素	水素
⑥	メタン	二酸化炭素
⑦	メタン	一酸化炭素
⑧	メタン	水素
⑨	水	二酸化炭素
⑩	水	メタン

問 6 有機化合物 A（分子式 $C_3H_6O_2$）18.5 mg を試料として元素分析を行った場合，ソーダ石灰の質量の増加量は何 mg か。最も近い値を選び，その番号を 25 にマークしなさい。

① 4.50　　② 9.00　　③ 11.0　　④ 13.5　　⑤ 18.0

⑥ 22.6　　⑦ 33.0　　⑧ 40.5　　⑨ 46.5　　⑩ 74.0

英　語

解答　6年度

Ⅰ

〔解答〕

問1　②　　問2　③　　問3　①　　問4　①

問5　④　　問6　③　　問7　④　　問8　②

問9　④　　問10　②

〔出題者が求めたポイント〕

問1　「段落[1]の世界保健機関（WHO）によると、工業的に生産されるトランス脂肪酸は（　　）。」
① 世界中で全面的に禁止されている
② 2023年には全世界で禁止されるべきである ← 段落[1]第1文から
③ 2023年に世界中で100万人の早期死亡者を出す
④ 2023年に世界中で製造が禁止される

問2　「パラグラフ[2]のWHOによれば、100カ国以上が（　　）。」
① フードサプライチェーンから排除されている
② 人工トランス脂肪を含まない豊富な食品を供給している
③ まだ人工トランス脂肪の使用を許可している ← 段落[2]第2文から
④ 人工トランス脂肪を含まない食品を人々に供給している

問3　「段落[2]によると、15カ国において（　　）。」
① 人工トランス脂肪による死亡の3分の2が発生している ← 段落[2]第3文から
② 疾病の3分の2が人工トランス脂肪によるものである
③ 死亡者の3分の2は保健機関の責任である
④ 死亡につながる人工トランス脂肪の3分の2が生産された

問4　「段落[2]によると、人工トランス脂肪に対する対策を講じている国は次のうちどれか。」
① カナダ ← 段落[2]第4文から
② エクアドル
③ ネパール
④ 上記のどれでもない

問5　「段落[3]のトム・フリーデンによると、人工トランス脂肪を完全に除去することで、2040年までに（　　）ことができるかもしれない。」
① 心臓病から1700万人以上の命を救う
② 心臓病患者を1,700万人まで減らす
③ 心臓病の発症を最大1,700万人まで防ぐ
④ 心臓病による死亡者数を1700万人減らす ← 段落[3]最終文から

問6　「段落[4]によると、天然トランス脂肪は（　　）である。」
① すぐに人工トランス脂肪に変わる
② 自然界に生息する動物から作られる

③ 牛乳や肉に含まれる ← 段落[4]第3文から
④ 動物の健康に良い

問7　「段落[4]によると、人工トランス脂肪は（　　）。」
① 動物の腸を使ったプロセスで作られる
② より美味しくするために食品に添加される
③ 低コストで長持ちする
④ 植物油に水素を添加して作られる ← 段落[4]第4文から

問8　「段落[4]と[5]によると、人工トランス脂肪は（　　）。」
① 通常、店頭に置かれて販売されている
② 植物油を常温で固形に保つ ← 段落[4][5]それぞれの最終文から
③ 焼き菓子をよく売れるよう十分おいしくする
④ 数ヶ月間、柔らかくしっとりとした状態を保つ

問9　「段落[6]のtoxic「有毒な」は（　　）に最も意味が近い。」
① organic「有機的な」
② stable「安定した」
③ common「一般的な」
④ poisonous「有毒な」

問10　「段落[6]の『人工トランス脂肪は栄養のタバコだと思え』というフリーデンの言葉は何を意味するか。（　　）。」
① 人工トランス脂肪はタバコと同じ中毒性がある
② タバコと同様、人工トランス脂肪は人体に有害である ← フリーデンは人工トランス脂肪を「有毒化学物質」と呼んでいる
③ 人工トランス脂肪はタバコと同じ栄養価を持つ
④ タバコと同様、人工トランス脂肪は一般的だ

〔全訳〕

[1] 世界保健機関（WHO）は2023年、工業的に生産されたトランス脂肪酸を世界中で全面的に禁止するよう呼びかけた。同保健機関は、人工的に製造された脂肪が毎年50万人の早期死亡の原因となっていると述べている。トランス脂肪を含む製品は、焼き菓子や食用油によく見られるものだ。

[2] 2020年、WHOは58カ国以上の国々が、人工トランス脂肪から人々を守る法律を導入したと発表した。しかし、WHOによれば、100カ国以上が食品供給からトランス脂肪を除去すべきであるという。WHOは、トランス脂肪が原因とされる死亡の3分の2は15カ国で起きていると報告した。これらの国のうち、カナダ、ラトビア、スロベニア、アメリカは人工的なトランス脂肪の制限を設けたり、禁止したりしている。しかし、多くの国々はまだ行動を起こしていない。アジアでは、アゼルバイジャン、バングラデシュ、ブータン、ネパール、パキスタン、インド、イラン、韓国である。その他、エクアドル、メキシコ、エジプトなどがそれに当たる。

[3] トム・フリーデンは、公衆衛生団体「Resolve to Save Lives」の代表である。同団体はWHOと協力し、国際的な食品供給から人工トランス脂肪を除去しようとしている。同氏は、食品からトランス脂肪を完全に除去することで、2040年までに心臓関連疾患による死亡を1,700万人まで防ぐことができると述べている。

[4] 米国心臓協会は、心臓の健康と研究を支援する非営利団体である。同団体によれば、トランス脂肪には2種類あるという。天然トランス脂肪は、一部の動物の腸内で形成され、牛乳や肉製品など、これら動物から作られた食品に含まれる。人工トランス脂肪は、トランス脂肪酸とも呼ばれ、植物油に水素を添加する工業的プロセスによって作られる。食品メーカーは、食品の鮮度を長持ちさせるために、この低コストの油を使用する。

[5] トランス脂肪は、ドーナツ、ケーキ、クッキー、揚げ物などに含まれている。何ヶ月も店頭に並んでいるのに、柔らかくしっとりしたままの焼き菓子には、たいていトランス脂肪が含まれている。これは、油が室温で固形のまま保たれるからだ。

[6] 「Resolve to Save Lives」のフリーデンは、人工トランス脂肪と飽和脂肪の違いを理解することが重要だと語った。彼はトランス脂肪を「有毒化学物質」と呼び、食品供給から完全に取り除くべきだという。これは飽和脂肪とは異なるもので、多くの食品群に含まれる一般的な物質であるのに、「誰も禁止を提案していない」ものだ。フリーデンは語る。「人工トランス脂肪は栄養のタバコと考えなさい。何の価値もないのです」と。

II
〔解答〕
問1 ②　　問2 ③　　問3 ③　　問4 ④
問5 ①　　問6 ②　　問7 ①　　問8 ④
〔出題者が求めたポイント〕
問1 「講師を求める」理由を表す接続詞のbecauseが正解。
問2 giveには「（パーティなどを）開催する」という意味があり、ここでは、過去分詞で後ろからa dinnerを修飾して「開催される夕食会」という意味になる。
問3 couldn't have Vp.p.「（どう考えても）～だったはずがない」が正解。shouldn't have Vp.p.は「～すべきではなかった（のに）」
問4 相手がテレビに対して何らかの直接的な行為（修理かもしれない）を加えたことを暗示した発話なので、toが正解。
問5 過去のことに言及しているので、didが正解。否定語のLittleが文頭に出て倒置が起きている。
問6 imagineの目的語には動名詞を用いる。my brother Jimは動名詞beingの意味上の主語。
問7 「現金で」はin cashという。

問8 「暑さが耐え難い」のだから、「最も日陰の少ない」のthe least shadyが正解。
〔問題文訳〕
問1 この大学はアジアで事業を拡大したばかりだったので、将来有望な講師を積極的に求めていた。
問2 ジョンの両親は新大使を歓迎するために開催される夕食会に招待された。
問3 トムがこのフランス語の手紙を書いたはずがない。彼はフランス語を全く知らないのだから。
問4 テレビに何をしたの？　映りが前より悪くなっている！
問5 彼がボクシングのチャンピオンになったとは知らなかった。
問6 兄のジムが大統領に選ばれるなんて想像もできない。
問7 彼らはあなたの小切手を受け取らない。現金かカードで払うしかないよ。
問8 ここの夏の暑さは耐え難い。なぜこの公園で最も日陰の少ない場所を選ばなければならなかったのか？

III
〔解答〕
問1 ④　　問2 ②　　問3 ③　　問4 ③
問5 ①
〔出題者が求めたポイント〕
問1 ① うん、イヤじゃない。(No, I don't mind. の略)
　　 ② 私もそう思う。
　　 ③ 私もそう思う。
　　 ④ ああ、ボクはイヤだ。(Oh, I do mind. の略)
問2 ① なぜそれを知りたいの？
　　 ② インターネットで調べてみたら？
　　 ③ それはどんな使われ方をしているの？
　　 ④ どこでその言葉を知ったの？
問3 ① 私のチケットを差し上げます。
　　 ② 予定を変更してください。
　　 ③ 二人とも行けそうにない。
　　 ④ あなたの仕事を手伝います。
問4 ① 落としたのを忘れてました。
　　 ② 合格できるか心配です。
　　 ③ なかなか起きられないのです。
　　 ④ でも、あらゆるものを集めました。
問5 ① 危ないかもしれない。
　　 ② あなたは信頼できる。
　　 ③ あなたのアドバイスはとても役に立つ。
　　 ④ 何でも治るに違いない。
〔問題文訳〕
問1 ＜キャンパスで＞
　A：ボクは野球の朝練がイヤじゃないよ。キミは？
　B：ああ、ボクはイヤだね。冬の朝は早起きが苦手なんだ。
　A：今思い出したよ。去年の冬はいつも遅刻して怒鳴

られてたな。

問2　＜自宅にて＞

A：お父さん、「DX」ってどういう意味？

B：「DX」？　インターネットで調べてみたら？

A：調べたけど、全然役に立たなかったよ。

問3　＜キャンパスにて＞

A：今夜のライブに行かない？　ノーマン・コリンズがトムズでライブをやるんだ。

B：それは楽しそうだけど、今夜はレポートを仕上げなきゃいけないんだ。

A：ああ、そういえば提出しなきゃいけないレポートがあるんだった。二人とも行けそうにないね。

問4　＜教授室にて＞

A：すみません、トンプソン教授。入ってもいいですか？

B：どうぞ。待っていました。講義に遅刻するのをやめないと、合格できませんよ。

A：すみません。なかなか起きられないんです。

問5　＜薬局にて＞

A：この薬はとてもよく効きますよ。ほとんどの病気は治りますよ。

B：万能薬は信用できないわね。危ないのじゃないの。

A：私どもの他のお客さまの多くが、とても役立ったと感じてらっしゃいます。

Ⅳ

〔解答〕

問1　①，⑦

問2　⑤，④

問3　⑤，①

問4　④，①

問5　⑥，⑦

〔正解の英文〕

問1　（Those）（who）（attended）（the）（event）（were）（given）souvenirs.

問2　I（came）（across）（this）（beautiful flower）（on）（my）（way）to school.

問3　（Make）（good）（use）（of）（your）（time）（and）read a lot of useful books for your future.

問4　（The longer）（she）（practiced）（dancing），（the more）（confident）she became in her performance.

問5　We must always be grateful（for）（the drinking water）（that）（this river）（provides）（us）（with）.

化　学

解　答

6年度

Ⅰ

〔解答〕

問1①⑤　　問2②⑤　　問3③⑦　　問4④②

問5⑤⑨　　問6⑥⑧　　問7⑦⑩

〔出題者が求めたポイント〕

原子・イオンの電子配置，分子の形，イオンの大きさ，結晶の性質，原子の性質

〔解答のプロセス〕

問1①　Pの原子番号＝陽子数は15で，電子配置はK殻2個，L殻8個，M殻5個である。

問2②　Cl^-の電子配置は$_{18}Ar$原子と同じで，電子配置はK殻2個，L殻8個，M殻8個である。

問3③　(a) $C≡C$とそれにつく2原子の計4個の原子は一直線上に位置している。

(b)三角錐形である。

(c) 2原子分子で直線形である。

(d) $=C=$とそれにつく2原子の計3個の原子は一直線上に位置している。

(e)折れ線形である。

(f)正四面体形である。

問4④　同一電子配置の単原子イオンでは，原子番号の大きいものほど原子核の正電荷が大きく，電子を引き付ける力が強く，イオン半径は小さくなる。よってイオン半径は$Na^+ > Mg^{2+} > Al^{3+}$の順となる。

問5⑤　(a)誤り　非共有電子対 ⟶ 自由電子

(b)誤り　極性分子は極性溶媒に溶け易い。

(c)正　同族体では原子数が多いとファンデルワールス力は大きく沸点は高い。

(d)誤り　イオン結晶の方が融点が高く，昇華し難い。

(e)正

問6⑥　(1)は$_1^1H$, (2)は$_6^{12}C$, (3)は$_8^{16}O$, (4)は$_{14}^{28}Si$, (5)は$_{18}^{40}Ar$, (6)は$_{53}^{127}I$である。

(a)誤り　(2)の質量数12は(1)の1の12倍である。

(b)誤り　(2)と陽子数が等しい原子は(2)と同じ炭素である。

(c)正　同周期元素(貴ガスを除く)では原子番号の大きい元素ほど電気陰性度は大きい。

(d)正

(e)誤り　(6)の単体は2原子分子I_2である。

問7⑦　(a)誤り　価電子の数が最も大きいのはハロゲン元素の7で，設問では(6)である。

(b)誤り　第2周期以下で最外殻電子の数の最も大きいのは8で，設問では(5)である。

(c)誤り　(2)Cと(4)Siはともに14族元素である。

(d)正

(e)正　液体の単体はBr_2とHgだけである。

Ⅱ

〔解答〕

問1⑧⑨　　問2⑨⑧　　問3⑩⑩　　問4⑪⑨

問5⑫⑧　　問6⑬⑧

〔出題者が求めたポイント〕

硫酸の濃度，鉛蓄電池の放電と充電

〔解答のプロセス〕

問1⑧　希硫酸1Lをとると，その質量は

$$1.20\,g/cm^3 × 1000\,mL = 1200\,g$$

そのうちH_2SO_4は　$1200\,g × \dfrac{28.0}{100} = 336\,g$

物質量は　$\dfrac{336\,g}{98.0\,g/mol} = 3.428 ≒ 3.43\,mol$

1L中にH_2SO_4 3.43 molが含まれるからモル濃度は3.43 mol/L。

問2⑨　電極A(Pb)はe^-を放出し(酸化され)$PbSO_4$ イになる。

$$Pb + SO_4^{2-} ⟶ PbSO_4(イ) + 2e^-$$

電極B(PbO_2)はe^-を得て(還元され，ア)$PbSO_4$ ウになる。

$$PbO_2 + 4H^+ + SO_4^{2-} + 2e^-$$
$$⟶ PbSO_4(ウ) + 2H_2O$$

まとめると

$$Pb + PbO_2 + 2H_2SO_4 ⟶ 2PbSO_4 + 2H_2O$$

問3⑩　電気量(C)＝電流の強さ(A)×時間(s)

$$= 2.00\,A × (60×6+26)s = 772\,C$$

問4⑪　772 Cの電気量をもつ電子は

$$\dfrac{772\,C}{9.65×10^4\,C/mol} = 8.00×10^{-3}\,mol$$

e^- 2 molが流れるとPb 1 molが$PbSO_4$になり，Pbと$PbSO_4$の差のSO_4^{2-} 1 mol(＝96.0 g)の質量が増えるから

$$\dfrac{96.0×10^3}{2}\,mg/mol × 8.00×10^{-3}\,mol = 384\,mg$$

問5⑫　e^- 2 molが流れるとPbO_2 1 molが$PbSO_4$になり，PbO_2と$PbSO_4$の差のSO_2 1 mol(＝64.0 g)の質量が増えるから

$$\dfrac{64.0×10^3}{2}\,mg/mol × 8.00×10^{-3}\,mol = 256\,mg$$

問6⑬　充電するときは，電池の負極(A)を外部電源の負極エに，電池の正極(B)を外部電源の正極オにつなぎ，放電時と逆向きカに電気を流す。

このときの反応は放電のときの逆反応で

$$2PbSO_4 + 2H_2O ⟶ Pb + PbO_2 + 2H_2SO_4$$

H_2Oが費消されH_2SO_4が生じるので希硫酸の密度は大きくなるキ。

Ⅲ

〔解答〕

問1 [14]⑤　　問2 [15]③　　問3 [16]④　　問4 [17]③

問5 [18]⑧　　問6 [19]⑥

〔出題者が求めたポイント〕

硫黄とその化合物

〔解答のプロセス〕

問1 [14]　硫黄は元素の周期表第3周期16族[ア]に位置する非金属元素[イ]で，単体には斜方硫黄，単斜硫黄，ゴム状硫黄の3種の同素体[ウ]がある。

問2 [15]　(a)正

(b)誤り　常温で最も安定なのは斜方硫黄で，単斜硫黄，ゴム状硫黄は常温で放置すると斜方硫黄に変化する。

(c)誤り　斜方硫黄，単斜硫黄は分子式 S_8 の環状分子，ゴム状硫黄は分子式不定の鎖状分子である。

(d)正

問3 [16]　(a)誤り　黄色 ⟶ 無色

(b)正　$SO_2 + H_2O \longrightarrow H_2SO_3 \rightleftarrows H^+ + HSO_3^-$

(c)正　SO_2 は水に良く溶け，空気より重い。

(d)誤り　硫化鉄(Ⅱ) ⟶ 亜硫酸ナトリウム

$Na_2SO_3 + H_2SO_4 \xrightarrow{\text{弱酸遊離}} Na_2SO_4 + H_2O + SO_2$

問4 [17]　(a)正

(b)誤り　硫化亜鉛 ZnS ⟶ 硫化銅(Ⅱ) CuS

CuS(黒)は酸性溶液で沈殿するが ZnS は沈殿しない。ZnS(白)は中性～塩基性溶液で沈殿する。

(c)誤り　硫化鉄(Ⅱ)と希硫酸の反応で得られる

$FeS + H_2SO_4 \xrightarrow{\text{弱酸遊離}} FeSO_4 + H_2S$

銅と熱濃硫酸の反応で得られるのは二酸化硫黄。

$Cu + 2H_2SO_4 \longrightarrow CuSO_4 + 2H_2O + SO_2$

(d)正　$2H_2S + SO_2 \longrightarrow 3S + 2H_2O$

問5 [18]　(a)誤り　金や白金は単独の酸には溶けない。金や白金が溶けるのは王水(濃硝酸と濃塩酸の体積比1：3の混合物)のみ。

(b)誤り　揮発性 ⟶ 不揮発性。沸点は98％濃硫酸で338℃。

(c)正　脱水作用という。

(d)正　$KNO_3 + H_2SO_4 \xrightarrow{\text{揮発性酸の遊離}} KHSO_4 + HNO_3$

(e)誤り　オストワルト法 ⟶ 接触法。　オストワルト法は硝酸の製法。

問6 [19]　SO_2 1mol から H_2SO_4 1mol が生じるから

$$\frac{112L}{22.4\,L/mol} = \frac{x\,[g] \times \dfrac{98.0}{100}}{98.0\,g/mol} \qquad x = 500\,[g]$$

Ⅳ

〔解答〕

問1 [20]⑤　　問2 [21]④　　問3 [22]①　　問4 [23]①

問5 [24]⑨　　問6 [25]⑦

〔出題者が求めたポイント〕

脂肪族化合物の推定

〔解答のプロセス〕

$A(C_3H_6O_2) + NaOH \longrightarrow B \text{ の Na 塩} + C$

B は NaOH で Na 塩になるからカルボン酸(A の分子式よりフェノールではない)。

$A + H_2O \longrightarrow B(\text{カルボン酸}) + C$

B と結合していた C は酸化されるのでアルコール，よって A はエステルと推定される。

分子式 $C_3H_6O_2$ のエステルには(ア) CH_3COOCH_3 酢酸メチルと(イ) $HCOOC_2H_5$ ギ酸エチルが考えられる。

(ア)の場合，B＝CH_3COOH 酢酸，C＝CH_3OH メタノール，D＝HCHO ホルムアルデヒド，E＝HCOOH ギ酸　となる。

(イ)の場合，B＝HCOOH ギ酸，C＝C_2H_5OH エタノール，D＝CH_3CHO アセトアルデヒド，E＝CH_3COOH 酢酸　となる。

銀鏡反応は−CHO(アルデヒド基，ホルミル基)をもつ物質の示す反応なので　D，E ともに反応が陽性なのは(ア)の場合で，(イ)の場合 E は反応は示さない。

問1 [20]　A の名称は酢酸メチル，上記参照。

問2 [21]　B の名称は酢酸，上記参照。

問3 [22]　E の名称はギ酸，上記参照。

問4 [23]　B には−COOH，C には−OH，D には−CHO，E には−COOH　と親水性の基があるが A には親水性の基がないので，A が水に最も溶け難い。

問5 [24]　塩化カルシウムは水，ソーダ石灰は二酸化炭素の吸収を目的としている。ソーダ石灰は水も吸収するので塩化カルシウムの前に置いてはいけない。

問6 [25]　化合物 A $C_3H_6O_2$(分子量74.0) 1mol から二酸化炭素 CO_2(分子量44.0) 3mol が生じるから

$$\frac{18.5\,mg}{74.0\,g/mol} \times 3 = \frac{x\,[mg]}{44.0\,g/mol}$$

$$x = 33.0\,[mg]$$

令和5年度

問 題 と 解 答

英　語

問題
(50分)

5年度

【Ⅰ】次の英文を読み、問 1〜11 に答えよ。なお、[1]〜[7] はパラグラフ（段落）の番号を表している。

[1]　Researchers at Washington University School of Medicine in St. Louis, Missouri, did a sleep study. Their findings were published in the September issue of the scientific publication *Brain*. The study examined 100 adults who had been under medical observation for cognitive ability, the ability to think, for an average of 4.5 years. The average age of the study subject was 75. Eighty-eight of the group had been identified as <u>free of</u> *cognitive impairment, or damage. Eleven subjects were judged very mildly impaired, and one was identified as mildly impaired.

[2]　During the study, they were asked to complete several tests for signs of cognitive decline. The tests are combined into a cognitive score – the higher the score, the better. They also wore **electroencephalography (EEG) devices for four to six nights to measure their brain activity during sleep.

[3]　<u>Overall</u>, cognitive scores declined for the groups that slept less than 4.5 hours or more than 6.5 hours per night – as measured by EEG. But the scores stayed the same for those in the middle of the range. Dr. Brendan Lucey is director of the Washington University Sleep Medicine Center and led the research. He said, "Our study suggests that there is a middle range, or 'sweet spot,' for total sleep time" for best cognitive performance. "Short and long sleep times were associated with worse cognitive performance, perhaps due to lack of sleep or poor sleep quality, " Lucey added.

[4]　Greg Elder is a sleep researcher at Northumbria University in New Castle, Britain. He was surprised about the findings that sleeping longer than 6.5 hours was linked with cognitive decline. He wrote, "this is low when we consider that older adults are recommended to get between seven and eight hours of sleep every night." Elder also noted that the research did not consider other information about the individuals studied, including their general health or economic conditions.

[5]　Other studies have shown that lack of sleep was linked with cognitive decline. A small 2018 study published in the *Proceedings of the National Academy of Sciences* found that losing just one night of sleep led to an increase in <u>beta-amyloid</u> production. Beta-amyloid is a metabolic waste product found in between brain cells. It has been long linked to brain disorders, such as Alzheimer's disease.

[6]　The National Sleep Foundation advises that healthy adults need between seven and nine hours of sleep per night. Babies, young children, and teens need even more sleep for their growth and development. And people over 65 should also get seven to eight hours per night, the foundation says.

[7]　One unanswered question from the Washington University study is whether increasing sleep time for short sleepers would help their cognitive performance. But lead writer Lucey said each person's sleep needs are individual. If people feel rested, [① need ② there ③ change ④ to ⑤ no ⑥ how ⑦ is] they sleep. But those who are not sleeping well should know that sleep problems often can be <u>treated</u>, Lucey said. Dr. David Holtzman, another top researcher on the study, added, "It suggests that sleep quality may be key, as opposed to simply total sleep."

[注]* cognitive impairment: 認知機能障害
　　**electroencephalography (EEG): 脳波記録法

問1　パラグラフ[1]の内容と合致するように次の英文を完成させる時、空欄に入る最も適切なものを①～④から一つ選び、その番号をマークせよ。　| 1 |

People who participated in this study (　　　　).
① were eighty-eight healthy adults
② had been monitored for cognitive ability
③ were cognitively damaged
④ were suffering from sleeping problems

問2　パラグラフ[1]の下線部 <u>free of</u> に最も意味が近いものを①～④から一つ選び、その番号をマークせよ。　| 2 |
① without　② except　③ open to　④ worth

問 3　パラグラフ[2]の内容と合致するように次の英文を完成させる時、空欄に入る最も適切なものを①〜④から一つ選び、その番号をマークせよ。　3

Cognitive decline was measured by (　　　　).

① EEG devices while answering tests

② the score shown by EEG devices

③ results from a series of tests

④ signs shown to the researchers

問 4　パラグラフ[3]の内容と合致する英文を①〜④から一つ選び、その番号をマークせよ。　4

① The less people slept, the more their cognitive ability declined.

② People sleeping more than 6.5 hours per night showed better cognitive performance.

③ Cognitive ability stayed the same regardless of sleep duration.

④ Both too little and too much sleep negatively affected cognitive performance.

問 5　パラグラフ[3]の下線部 Overall に最も意味が近いものを①〜④から一つ選び、その番号をマークせよ。　5

① As a matter of fact　② However　③ In general　④ Finally

問 6　パラグラフ[4]の内容と合致するように次の英文を完成させる時、空欄に入る最も適切なものを①〜④から一つ選び、その番号をマークせよ。　6

Greg Elder was surprised at the findings because, according to recommendations, 7-8 hours of sleep should have (　　　　) effect on the cognitive performance of older adults.

① a negative　② no　③ a side　④ a positive

問 7　パラグラフ[5]の下線部 beta-amyloid について本文と合致しない記述を①〜④から一つ選び、その番号をマークせよ。　7

① Missing just one night of sleep causes its formation.

② It exists in the brain.

③ It is linked to brain disorders.

④ It prevents Alzheimer's disease.

問8 パラグラフ[6]を読み、次の英文の質問への答えとして最も適切なものを①～④から一つ選び、その番号をマークせよ。 | 8 |

The National Sleep Foundation recommends most people sleep between seven and nine hours per night. Who needs more?

① Teens.

② Healthy adults.

③ People over 65.

④ All of the above.

問9 パラグラフ [7] の [ ] の部分が前後の文脈と意味がつながり、かつ、日本語訳と合致する英文になるように、以下の①～⑦の語を並べかえた場合、次の空欄(1)と空欄(2)に入る最も適切な語はそれぞれ何か。①～⑦から一つずつ選び、その番号をマークせよ。

休息が取れていると感じるなら、眠り方を変える必要はない。

If people feel rested, [(   ) (   ) (1) (   ) (2) (   ) (   )] they sleep.

[① need ② there ③ change ④ to ⑤ no ⑥ how ⑦ is]

(1)空欄(1) | 9 |

(2)空欄(2) | 10 |

問10 パラグラフ[7]の下線部 treated に最も意味が近いものを①～④から一つ選び、その番号をマークせよ。 | 11 |

① put off

② paid no attention to

③ carried out

④ given medical care

問 11 この英文のタイトルとして最も適切なものを①〜④から一つ選び、その番号をマークせよ。

Study Suggests [12]

① Older Adults Should Sleep Well

② Surprising Link Between Long Sleep Times and Cognitive Decline

③ Sleep Duration Doesn't Affect Cognitive Performance

④ Ideal Sleep Duration Varies Depending on Age

【Ⅱ】次の問 1~8 の空欄(13)~(20)に入れるのに最も適切なものを
①~④の中から一つ選び、その番号をマークせよ。

問 1　What do you say (13) skiing next Sunday?
　　　① to go　② for going　③ to going　④ in going

問 2　You need to submit the biology report (14) Monday.
　　　① until　② by　③ since　④ at

問 3　I have never tasted (15) lemonade than this.
　　　① good　② better　③ best　④ such

問 4　When Jack retires from the company next year, he (16) there for thirty
　　　years.
　　　① has worked　② is working
　　　③ had worked　④ will have worked

問 5　It was cruel (17) you to keep the poor puppy out of the house wet in
　　　the rain.
　　　① of　② as　③ that　④ with

問 6　It was (18) until the typhoon hit that the people became aware
　　　of the mighty power of nature.
　　　① only　② possible　③ not　④ ever

問 7　The constant noise from the machine almost (19) me mad.
　　　① found　② drove　③ became　④ sent

問 8　The fishermen (20) it for granted that the coast guard would come to
　　　their rescue.
　　　① made　② put　③ got　④ took

【Ⅲ】次の問 1～5 の会話を読み、空欄(21)～(25)の中に入る最も適切なものを①から④より一つずつ選び、その番号をマークせよ。

問 1 <On campus>

A: Is this your first appointment with Professor Andrews?

B: Yes. I'd like to talk with him about my report.

A: Another student is in his office now. (21)

① You'd better rewrite your report.

② Did someone help you with your report?

③ I'll let you know when he is available.

④ I hear you did not submit the report.

問 2 <Two friends together>

A: You seem worried. What's the matter?

B: I'm suffering from insomnia... well... every time I fall asleep, a strange man with a black hat appears in my room.

A: Are you serious? (22)

① I have known you well.

② You'd better consult with your doctor.

③ I'd like to see you soon.

④ You might as well study medicine.

問 3 <In a classroom>

A: Do you know where my glasses are?

B: I saw you put them on your desk. Well...Oh, they're on your head!

A: (23)

① Watch out!

② Turn down!

③ Not again!

④ Be quiet!

問 4　<On campus>

A: I hear Dr. Parker has started working on a new project.

B: Yes. He's developing a new medicine for *Cystic Fibrosis.

A: Cys... Fi... Cystic... Fibrosis? (　24　)

[注]*Cystic Fibrosis: 囊胞性線維症

① That's all Greek to me.

② I really respect you.

③ That had been a wonderful trial.

④ You're a real scholar.

問 5　<Two roommates together>

A: You'd better check your smartphone and read the weather report.

B: Yes...Today's high is 7 degrees, and the low is 2... and it'll be cloudy with showers in the afternoon.

A: (　25　)

① You need no umbrella, right?

② You'd better use your bicycle.

③ Really? You need sunglasses.

④ You'd better take your coat.

【Ⅳ】次の問 1～3 の和文の意味に合うように[　　　]内の語句を並べかえて意味の通る英文を作り、空欄 (26)～(31)に入るものを一つ選び、その番号をマークせよ。

問1　日本の出版市場全体において、電子出版は全体の 3 分の 1 以上を占める。
Electronic publishing (　　) (　　) (26) (　　) (27) (　　) (　　) all sales of publications in Japan.

[① a　② more　③ accounts　④ than　⑤ third　⑥ for　⑦ of]

問2　「何も質問がなければ、次の章へ進みましょう」
"If there (　　) (28) (　　), (　　) (29) (　　) (　　) the next chapter."

[① to　② questions　③ let's　④ aren't　⑤ go　⑥ any　⑦ on]

問3　「みなさんは今学期末に自分の研究について発表することが義務付けられています」
"You (　　) (30) (　　) (　　) (　　) (　　) (31) (　　) (　　) at the end of the term."

[① on　② make　③ required　④ research　⑤ are　⑥ your　⑦ to
⑧ presentation　⑨ a]

化 学

問題
（50分）

5年度

必要ならば，つぎの数値を用いなさい。

原子量：H = 1，C = 12，N = 14，O = 16，Ne = 20，Na = 23，Cl = 35.5，Ar = 40，Ca = 40

なお，気体はすべて理想気体であるものとし，その標準状態（0 ℃，1.013 × 10⁵ Pa）におけるモル体積は 22.4 L / mol とする。

0 ℃の絶対温度：273 K，水のイオン積（25 ℃）：$K_w = 1.0 \times 10^{-14}$ (mol / L)²

【 I 】 以下の問いに答えよ。

問 1　つぎの酸・塩基の分類に関する記述のうち，正しい組合せを選び，その番号を 1 にマークしなさい。

　a　硫化水素は 2 価の弱酸である。

　b　シュウ酸は 2 価の強酸である。

　c　リン酸は 2 価の弱酸である。

　d　水酸化鉄（Ⅲ）は 3 価の弱塩基である。

　e　アンモニアは 3 価の弱塩基である。

①	(a, b)	②	(a, c)	③	(a, d)	④	(a, e)	⑤	(b, c)
⑥	(b, d)	⑦	(b, e)	⑧	(c, d)	⑨	(c, e)	⑩	(d, e)

問 2　つぎの化学反応式の係数 $a \sim e$ を合計するといくつになるか。正しいものを選び，その番号を 2 にマークしなさい。

$$a\,\mathrm{Cu} + b\,\mathrm{HNO_3} \longrightarrow c\,\mathrm{Cu(NO_3)_2} + d\,\mathrm{NO} + e\,\mathrm{H_2O}$$

①	8	②	10	③	12	④	14	⑤	16
⑥	18	⑦	20	⑧	22	⑨	24	⑩	26

問 3　つぎの下線をつけた原子の酸化数を合計するといくつになるか。正しいものを選び，その番号を 3 にマークしなさい。

$\underline{\mathrm{H}}_2\mathrm{O}$　　$\mathrm{M\underline{n}O_2}$　　$\underline{\mathrm{S}}\mathrm{O_4}^{2-}$　　$\mathrm{K\underline{Mn}O_4}$　　$\mathrm{Na_2\underline{S}O_3}$

① 　11　　② 　12　　③ 　13　　④ 　14　　⑤ 　15
⑥ 　16　　⑦ 　17　　⑧ 　18　　⑨ 　19　　⑩ 　20

問4 つぎの分子のうち，極性分子はどれか。正しい組合せを選び，その番号を 4 にマークしなさい。

a N_2 　　b HCl 　　c H_2O 　　d CO_2 　　e CCl_4

① 　(a, b)　② 　(a, c)　③ 　(a, d)　④ 　(a, e)　⑤ 　(b, c)
⑥ 　(b, d)　⑦ 　(b, e)　⑧ 　(c, d)　⑨ 　(c, e)　⑩ 　(d, e)

問5 標準状態（$0\,°C, 1.013 \times 10^5\,Pa$）において水素 H_2 の密度〔g／L〕はいくつか。最も近いものを選び，その番号を 5 にマークしなさい。

① 　8.9×10^{-2}　② 　7.1×10^{-1}　③ 　8.9×10^{-1}　④ 　1.1　⑤ 　1.2
⑥ 　1.3　　⑦ 　1.4　　⑧ 　1.5　　⑨ 　1.6　　⑩ 　2.0

問6 ネオン Ne とアルゴン Ar の混合気体の密度が標準状態で $1.25\,g／L$ であった。この混合気体中の Ne と Ar の物質量の比（Ne : Ar）として正しいものを選び，その番号を 6 にマークしなさい。

① 　(1 : 9)　② 　(1 : 4)　③ 　(1 : 2)　④ 　(2 : 3)　⑤ 　(1 : 1)
⑥ 　(3 : 2)　⑦ 　(2 : 1)　⑧ 　(4 : 1)　⑨ 　(9 : 1)

問7 $25\,°C$ において，$5.0 \times 10^{-3}\,mol／L$ の水酸化カルシウム水溶液（電離度1.0）の pH はいくつか。最も近いものを選び，その番号を 7 にマークしなさい。

① 　3　　② 　4　　③ 　5　　④ 　6　　⑤ 　8
⑥ 　9　　⑦ 　10　　⑧ 　11　　⑨ 　12　　⑩ 　13

【Ⅱ】つぎの文章を読んで，以下の問いに答えよ。

温度 $T = 273\ \text{K}$，圧力 $p = 1.013 \times 10^5\ \text{Pa}$ で，気体のモル体積 v は 22.4 L / mol であるから，気体の状態方程式より気体定数 R は以下のように求められる。

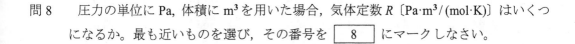

$$R = \frac{p\,v}{T} = \frac{1.013 \times 10^5\ \text{Pa} \cdot 22.4\ \text{L / mol}}{273\ \text{K}} = 8.31 \times 10^3\ \left[\text{Pa·L / (mol·K)}\right]$$

気体定数 R は圧力や体積の単位が異なると，その値も異なってくる。

互いに化学反応しない気体が混合している場合，混合気体の全体積を各成分気体が単独で占めるときに示す圧力を分圧という。また，混合気体全体が示す圧力を全圧という。ドルトンは，混合気体の全圧は，その成分気体の分圧の和に等しいことを発見した。

混合気体についても気体の状態方程式は成立するが，そこで算出される分子量は，成分気体の分子量にモル分率をかけて足し合わせたものになる。これは平均分子量とよばれる。

気体の捕集法の一つである水上置換は，水に溶けにくい気体の捕集に用いられる。水上置換で捕集した気体は，水蒸気との混合気体である。そのため，たとえば，水素 H_2 を水上置換で捕集するとき，H_2 の分圧を計算するには，大気圧と水の蒸気圧を考慮する必要がある。

問8　圧力の単位に Pa，体積に m^3 を用いた場合，気体定数 R 〔Pa·m³/(mol·K)〕はいくつになるか。最も近いものを選び，その番号を　8　にマークしなさい。

① 8.31×10^{-6}　　② 8.31×10^{-3}　　③ 8.31×10^{-2}　　④ 8.31×10^{-1}

⑤ 8.31　　　　　　⑥ 8.31×10　　　⑦ 8.31×10^2　　　⑧ 8.31×10^3

⑨ 8.31×10^6

問9　圧力の単位に atm，体積に L を用いた場合，気体定数 R 〔atm·L/(mol·K)〕はいくつになるか。最も近いものを選び，その番号を　9　にマークしなさい。ただし，$1\ \text{atm} = 1.013 \times 10^5\ \text{Pa}$ とする。

① 8.21×10^{-6}　　② 8.21×10^{-3}　　③ 8.21×10^{-2}　　④ 8.21×10^{-1}

⑤ 8.21　　　　　　⑥ 8.21×10　　　⑦ 8.21×10^2　　　⑧ 8.21×10^3

⑨ 8.21×10^6

問 10　ある気体 20 g をとり，27 ℃，1.0×10^5 Pa において体積を測定したところ，8.3 L であった。この気体の分子量はいくつか。最も近いものを選び，その番号を ┃ 10 ┃ にマークしなさい。

① 30　　② 36　　③ 42　　④ 48　　⑤ 54
⑥ 60　　⑦ 66　　⑧ 72　　⑨ 78　　⑩ 84

問 11　一定温度で，1.6×10^5 Pa の酸素 O_2 6.0 L と 2.4×10^5 Pa の窒素 N_2 4.0 L を 8.0 L の容器に入れた。この混合気体の全圧〔Pa〕はいくつか。最も近いものを選び，その番号を ┃ 11 ┃ にマークしなさい。

① 1.2×10^5　② 1.6×10^5　③ 2.0×10^5　④ 2.4×10^5　⑤ 2.8×10^5
⑥ 3.2×10^5　⑦ 3.6×10^5　⑧ 4.0×10^5　⑨ 4.4×10^5　⑩ 4.8×10^5

問 12　空気は，窒素 N_2 と酸素 O_2 が物質量の比 4 : 1（$N_2 : O_2$）で混合した気体としたとき，空気の平均分子量はいくつか。最も近いものを選び，その番号を ┃ 12 ┃ にマークしなさい。

① 11.2　　② 14.0　　③ 14.4　　④ 17.6　　⑤ 25.6
⑥ 28.0　　⑦ 28.8　　⑧ 32.0　　⑨ 36.0　　⑩ 72.0

問 13　水への溶解が無視できる w〔g〕の気体 A を水上置換ですべて捕集した。その後，捕集容器の内側と外側の水面の高さを一致させてから，その体積を測定したところ V〔L〕であった。大気圧は p〔Pa〕，気温と水温は T〔K〕，水の蒸気圧（飽和蒸気圧）を p_{H_2O}〔Pa〕，気体定数を R〔Pa·L / (mol·K)〕とするとき，この気体 A の分子量はどのように表されるか。最も適切なものを選び，その番号を ┃ 13 ┃ にマークしなさい。

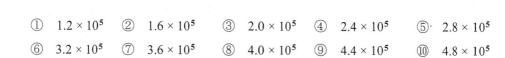

$$① \frac{RTw}{(p + p_{H_2O})V} \qquad ② \frac{RTw}{pV} \qquad ③ \frac{RTw}{(p - p_{H_2O})V} \qquad ④ \frac{RTw}{p_{H_2O}V}$$

$$⑤ \frac{(p + p_{H_2O})V}{RTw} \qquad ⑥ \frac{pV}{RTw} \qquad ⑦ \frac{(p - p_{H_2O})V}{RTw} \qquad ⑧ \frac{p_{H_2O}V}{RTw}$$

【Ⅲ】　つぎの文章を読んで，以下の問いに答えよ。

　　元素の周期表の 1 族に属する水素 H 以外の元素をアルカリ金属元素という。一般に，他の金属元素の単体と比べてアルカリ金属元素の単体は密度が ア ，融点は イ 。アルカリ金属元素の原子は，すべて価電子を 1 個もち，イオン化傾向が ウ ， 1 価の エ になりやすい。そのため，天然には単体として存在せず，工業的に融解塩電解で単体が製造されている。たとえば，塩化ナトリウム NaCl を高温で融解させて電気分解すると， オ にナトリウム Na が析出し， カ では， キ が発生する。ナトリウムの反応の一部を以下の図に示す。ガラスやセッケンの製造に用いられる (B) は，工業的には塩化ナトリウム NaCl と炭酸カルシウムを原料にしたアンモニアソーダ法（ソルベー法）によって製造される。

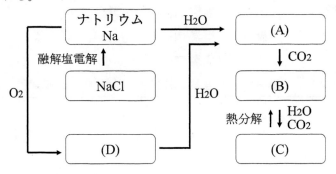

　　アルカリ金属元素の単体は，空気や水と容易に反応するので，灯油（石油）中に保存する。アルカリ金属元素の化合物やその水溶液は，それぞれの元素に特有な炎色反応を示し，リチウムは ク ，ナトリウムは ケ ，カリウムは コ を示す。

問 14　　 ア ～ エ に入る語句の正しい組合せを選び，その番号を 14 にマークしなさい。

	ア	イ	ウ	エ
①	高く	高い	大きく	陰イオン
②	高く	高い	小さく	陰イオン
③	高く	低い	大きく	陽イオン
④	高く	低い	小さく	陽イオン
⑤	低く	高い	大きく	陰イオン
⑥	低く	高い	小さく	陰イオン
⑦	低く	低い	大きく	陽イオン
⑧	低く	低い	小さく	陽イオン

問15 　オ 〜 コ に入る語句の正しい組合せを選び，その番号を 15 に
マークしなさい。

	オ	カ	キ	ク	ケ	コ
①	陽極	陰極	水素 H_2	赤紫色	赤色	黄色
②	陽極	陰極	水素 H_2	赤紫色	黄色	赤色
③	陽極	陰極	水素 H_2	黄色	赤紫色	赤色
④	陽極	陰極	水素 H_2	赤色	黄色	赤紫色
⑤	陽極	陰極	水素 H_2	赤色	赤紫色	黄色
⑥	陰極	陽極	塩素 Cl_2	赤紫色	赤色	黄色
⑦	陰極	陽極	塩素 Cl_2	赤紫色	黄色	赤色
⑧	陰極	陽極	塩素 Cl_2	黄色	赤紫色	赤色
⑨	陰極	陽極	塩素 Cl_2	赤色	黄色	赤紫色
⑩	陰極	陽極	塩素 Cl_2	赤色	赤紫色	黄色

問16 　図中の（A）〜（D）に入る物質として，正しい組合せを選び，その番号を
16 にマークしなさい。

	(A)	(B)	(C)	(D)
①	NaOH	$NaHCO_3$	Na_2CO_3	Na_2O
②	NaOH	Na_2CO_3	$NaHCO_3$	Na_2O
③	NaOH	$Na_2C_2O_4$	$NaHC_2O_4$	Na_2O
④	NaOH	$NaHC_2O_4$	$Na_2C_2O_4$	Na_2O
⑤	Na_2O	$NaHCO_3$	Na_2CO_3	NaOH
⑥	Na_2O	Na_2CO_3	$NaHCO_3$	NaOH
⑦	Na_2O	$Na_2C_2O_4$	$NaHC_2O_4$	NaOH
⑧	Na_2O	$NaHC_2O_4$	$Na_2C_2O_4$	NaOH
⑨	NaH	$Na_2C_2O_4$	$NaHC_2O_4$	NaOH
⑩	NaH	$NaHC_2O_4$	$Na_2C_2O_4$	NaOH

問 17　　つぎのアルカリ金属とそれらの酸化物に関する記述のうち，正しい組合せを選び，
　　　　その番号を　17　にマークしなさい。

a　いずれも常温の水と激しく反応して酸素 O_2 を発生する。

b　リチウム Li は，アルカリ金属元素の単体の中で最も融点が低い。

c　リチウム Li は，アルカリ金属元素の単体の中で最も密度が低い。

d　ナトリウム Na を構成している原子は，M 殻に 8 個の電子が収容されている。

e　アルカリ金属の酸化物は，すべて塩基性酸化物である。

①　(a, b)　　②　(a, c)　　③　(a, d)　　④　(a, e)　　⑤　(b, c)

⑥　(b, d)　　⑦　(b, e)　　⑧　(c, d)　　⑨　(c, e)　　⑩　(d, e)

問 18　　つぎの記述のうち，正しい組合せを選び，その番号を　18　にマークしなさ
　　　　い。

a　固体の塩化ナトリウム中では，価電子が自由電子として移動している。

b　塩化ナトリウムの結晶は，イオン結合でできている。

c　イオンからなる物質は，粒子の間に働くイオン結合が弱いため，一般に融点は低い。

d　固体の塩化ナトリウムは電気を導かない。

e　イオンからなる物質を表すには，その成分元素の原子の数を最も簡単な整数比にし
　　た分子式が使われる。

①　(a, b)　　②　(a, c)　　③　(a, d)　　④　(a, e)　　⑤　(b, c)

⑥　(b, d)　　⑦　(b, e)　　⑧　(c, d)　　⑨　(c, e)　　⑩　(d, e)

問 19　　アンモニアソーダ法（ソルベー法）により，1.0 kg の塩化ナトリウム NaCl をすべ
　　　　て（B）にしたとき，得られる（B）は何 kg か。最も近いものを選び，その番号を
　　　　19　にマークしなさい。

①　0.30　　②　0.46　　③　0.62　　④　0.75　　⑤　0.91

⑥　1.2　　　⑦　1.4　　　⑧　1.6　　　⑨　1.8　　　⑩　2.0

問20 アンモニアソーダ法（ソルベー法）で必要になる二酸化炭素 CO_2 は，炭酸カルシウムを熱分解してつくられる。1.0 kg の炭酸カルシウムから熱分解により最大何 kg の CO_2 が得られるか。最も近いものを選び，その番号を $\boxed{20}$ にマークしなさい。

① 0.11 ② 0.22 ③ 0.33 ④ 0.44 ⑤ 0.55

⑥ 0.66 ⑦ 0.77 ⑧ 0.88 ⑨ 0.99 ⑩ 1.1

【IV】 以下の問いに答えよ。

問21 つぎのエタン，エチレン，アセチレンに関する記述のうち，正しいものを選び，
その番号を ☐21☐ にマークしなさい。

① 炭素原子間の距離はエタンが最も短く，アセチレンが最も長い。
② これらは互いに同族体である。
③ いずれも付加反応を起こしやすい。
④ いずれも常温・常圧で液体である。
⑤ いずれも構造異性体が存在しない。

問22 つぎの記述のうち，正しいものを選び，その番号を ☐22☐ にマークしなさい。

① 約130 ℃に加熱した濃硫酸にエタノールを加えると，主にエチレンが生じる。
② エタノールにナトリウムを加えると，主にエチレンが気体として生じる。
③ エチレンを赤熱した鉄に触れさせると，3 分子のエチレンからベンゼンが生じる。
④ 2−メチルプロペンには，シス−トランス異性体（幾何異性体）が存在しない。
⑤ 二重結合を 1 個もつシクロアルケンの一般式は，炭素数を n とすると C_nH_{2n} （$n \geq 3$）で表される。

問23 アセチレンに対して，触媒として硫酸水銀 (II) $HgSO_4$ を用いて水 H_2O を付加させたとき，主な最終生成物の構造式はどれか。正しいものを選び，その番号を ☐23☐ にマークしなさい。

問 24　フェーリング液に，問 23 の主な最終生成物を加えて加熱したところ，赤色の沈殿が生じた。このとき沈殿した物質はどれか。正しいものを選び，その番号を　24　にマークしなさい。

① CuO　　　　② Cu_2O　　　　③ $Cu(OH)_2$　　　　④ HgO　　　　⑤ HgS

問 25　炭素数が 9 以下で，三重結合を 1 個もつ鎖式炭化水素化合物 アルキン A を完全燃焼したところ，二酸化炭素 CO_2 77.0 mg と水 H_2O 27.0 mg が得られた。このアルキン A の分子式はどれか。正しいものを選び，その番号を　25　にマークしなさい。

① C_5H_8　　　② C_5H_{10}　　　③ C_6H_{10}　　　④ C_6H_{12}　　　⑤ C_7H_{12}
⑥ C_7H_{14}　　　⑦ C_8H_{14}　　　⑧ C_8H_{16}　　　⑨ C_9H_{16}　　　⑩ C_9H_{18}

問 26　問 25 の鎖式炭化水素化合物 アルキン A 19.2 g 全量に，水素 H_2 を過不足なく付加して鎖式炭化水素化合物 アルカン B を合成した。このとき，必要な H_2 の物質量は何 mol か。最も近いものを選び，その番号を　26　にマークしなさい。

① 0.10　　② 0.15　　③ 0.25　　④ 0.40　　⑤ 0.55
⑥ 0.65　　⑦ 0.80　　⑧ 1.0　　⑨ 1.2　　⑩ 1.4

英 語

解答

5年度

I

〔解答〕

問1 ②　問2 ①　問3 ③　問4 ④
問5 ③　問6 ④　問7 ④　問8 ①
問9 (1)⑤ (2)④　問10 ④　問11 ②

〔出題者が求めたポイント〕

問1 「この研究に参加した人々は、～」
　① 88名の健康な成人だった
　② 認知能力を観察されていた
　③ 認知に障害があった
　④ 睡眠障害に悩まされていた
問2 free of「～がない」なので、without が正解。
問3 「認知能力の低下は、～によって計測された」
　① テストに答える最中の脳波測定装置
　② 脳波測定装置が示すスコア
　③ 一連のテストの結果
　④ 研究者に対して示すサイン
問4 選択肢訳
　① 睡眠時間が短い人ほど、認知能力が低下していた。
　② 一晩に 6.5 時間以上寝ている人は、認知能力の向上を示した。
　③ 認知能力は睡眠時間に関係なく同じままだった。
　④ 睡眠時間が短すぎても長すぎても、認知能力に悪影響がある。
問5 Overall「概して」なので、In general が正解。As a matter of fact「実を言うと」。However「しかし」。Finally「ついに」。
問6 a positive effect「良い影響」。問題文訳は以下の通り。
　「Greg Elder はこの調査結果に驚いた。なぜなら、推奨によれば 7 ～ 8 時間の睡眠は高齢者の認知能力に良い影響を与えるはずだからだ」
問7 選択肢訳
　① たった一晩の睡眠を欠くだけでそれが形成される。
　② それは脳内に存在する。
　③ それは脳の障害と関係がある。
　④ それはアルツハイマー病を予防する。
問8 「アメリカ国立睡眠財団は、たいていの人が一晩に 7～9 時間眠ることを推奨している。もっと多くの睡眠が必要な人は誰か」
　① ティーンエイジャー
　② 健康な成人
　③ 65 歳以上の人
　④ 上記すべて
問9 正解の英文 If people feel rested, (there)
(is) (<u>no</u>) (need) (<u>to</u>) (change) (how)
they sleep.
問10 treated「治療される」。put off「延期される」。paid no attention「全く注目されない」。carried out「実行される」。given medical care「医療を与えられる」。
問11 「研究が示唆するのは、～」
　① 高齢者はよく眠ったほうがよいということ
　② 長時間睡眠と認知機能低下の意外な関連性
　③ 睡眠時間は認知能力に影響しないということ
　④ 理想的な睡眠時間は年齢によって異なるということ

〔全訳〕

[1] ミズーリ州セントルイスにあるワシントン大学医学部の研究者たちが睡眠研究を行った。その結果が科学誌『Brain』の 9 月号に掲載された。この研究が行ったのは、平均 4.5 年間にわたって認知能力——考える力——を医学的に観察してきた成人 100 名に対する調査だった。調査対象者の平均年齢は 75 歳。そのうち 88 人は、認知機能障害、つまりダメージがないと判断された。11 名はわずかに障害があると判定され、1 名が軽度の障害と判定された。

[2] 調査期間中、彼らは認知機能低下の兆候を調べるためのいくつかのテストを受けるよう求められた。これらのテストは、認知スコア——スコアは高いほど良い——としてまとめられた。また、睡眠中の脳の活動を測定するため、4 ～ 6 晩、脳波測定装置を装着した。

[3] 概して、脳波測定による睡眠時間が 4.5 時間未満または 6.5 時間以上のグループでは、認知スコアが低下した。しかし、その間に位置するグループでは、スコアは変わらなかった。Brendan Lucey 博士は、ワシントン大学睡眠医学センターのディレクターであり、この研究を主導した人だ。彼は、「私たちの研究が示唆するのは、最高の認知能力を発揮するための総睡眠時間には、中間領域、言い換えると『スイートスポット』があるということです」と語る。「短い睡眠時間も長い睡眠時間も認知能力の低下と関連しており、それはおそらく睡眠不足のせいか、あるいは睡眠の質の低下によるものです」と Lucey は付け加えた。

[4] Greg Elder は、英国ニューキャッスルにあるノーサンブリア大学の睡眠研究者である。彼は、6.5 時間以上の睡眠が認知機能の低下と関連するという、今回の調査結果に驚いた。彼は、「高齢者が毎晩 7 ～ 8 時間の睡眠をとることを推奨されていることからすると、この数字は低い」と書いた。Elder はまた、この研究が、全般的な健康状態や経済状況など、調査対象者に関するその他の情報を考慮していないことにも言及した。

[5] 他の研究はこれまで、睡眠不足が認知機能の低下と関連していることを示してきた。『Proceedings of the National Academy of Sciences』誌に掲載された

2018 年の小規模な研究では、たった一晩の睡眠を失うだけで、β-アミロイドの生成量が増加することが明らかになった。β-アミロイドは、脳細胞の間に見られる代謝の老廃物だ。この物質とアルツハイマー病などの脳疾患との関連は古くから指摘されてきている。

[6] アメリカ国立睡眠財団は、健康な成人は一晩に 7 時間から 9 時間の睡眠が必要であると勧告している。赤ちゃん、幼児、10 代の子どもたちは、成長と発達のためにさらにより多くの睡眠が必要だ。また、65 歳以上の人も、一晩に 7 ～ 8 時間の睡眠をとるべきだと、同財団は述べている。

[7] ワシントン大学の研究における未解決の問題は、ショートスリーパーの睡眠時間を増やせば、認知能力が向上するのか、という問題だ。しかし、主執筆者の Lucey は、睡眠の必要性は人によると述べている。もし人が休息できたと感じているなら、睡眠方法を変える必要はない。しかし、よく眠れていない人は、睡眠問題はたいてい治療可能であることを知るべきだと Lucey は語る。この研究におけるもう一人のトップ研究者である David Holtzman 博士は、「単なる総睡眠時間というよりも、睡眠の質が鍵であることが示唆されます」と付け加えた。

II

〔解答〕
問1 ③ 問2 ② 問3 ② 問4 ④
問5 ① 問6 ③ 問7 ② 問8 ④

〔出題者が求めたポイント〕
問1 What do you say to Ving ?「～するのはどう？」。相手を誘ったり提案したりするときの表現。
問2 by「～までには」。動作の期限（締め切り時点）を表す前置詞。これに対してuntilは、「～までずっと」という意味で、ある一時点までの動作の継続を表す。
問3 右にthanがあるので比較級のbetterが正解。
問4 When節が未来の一時点を示しており、その時までの動作の継続を表す未来完了形が正解となる。
問5 It is(形容詞)of(人)to Vの形式主語(仮主語)構文。(形容詞)が(人)の「性質・性格」を表す場合にofが用いられる。
問6 It was not until ～ that …「～してはじめて、… する」。慣用表現となった強調構文。
問7 drive(人)mad「(人)を発狂させる」。
問8 take it for granted that ～「～を当然のことと思う」。

〔問題文訳〕
問1 次の日曜日、スキーに行くのはどう？
問2 君は生物学のレポートを月曜日までに提出する必要がある。
問3 私はこれほどおいしいレモネードは飲んだことがない。
問4 ジャックは来年会社を退職する時点で、30 年間

その会社で働いていたことになる。
問5 かわいそうな子犬を雨に濡れたまま外に出しておくなんて、君は無慈悲だね。
問6 台風が来てはじめて、人々は自然の強大な力を認識した。
問7 機械が発する絶え間ない騒音に、私は気が狂いそうになった。
問8 漁師たちは、海上保安庁が助けに来てくれるのを当然のことだと思っていた。

III

〔解答〕
問1 ③ 問2 ② 問3 ③ 問4 ①
問5 ④

〔出題者が求めたポイント〕
問1 ① 君はレポートを書き直したほうがいいよ。
② 誰かがあなたのレポートを手伝いましたか？
③ (彼の)手が空いたらお知らせします。
④ 私は君がレポートを提出しなかったと聞いた。
問2 ① 私はあなたをよく知っている。
② お医者さんに相談したほうがいいよ。
③ 近いうちにあなたにお会いしたいです。
④ 君は医学を勉強したほうがいいよ。
問3 ① 気をつけろよ！
② 下を向いてください！
③ またやっちゃった！
④ 静かにしてください！
問4 ① 私にはチンプンカンプンだ。
② 私はあなたを本当に尊敬しています。
③ それは素晴らしい試みだった。
④ あなたは本当の学者だ。
問5 ① 傘はいらないよね？
② 自転車を使ったほうがいいよ。
③ ほんとうに？ サングラスは必要だよ。
④ コートを持っていったほうがいいよ。

〔問題文訳〕
問1 ＜キャンパスで＞
A：アンドリュース教授との面会は初めてですか？
B：はい。レポートのことで相談したいのですが。
A：今、先生の研究室には別の生徒がいます。手が空いたらお知らせします。
問2 ＜友人 2 人が一緒になって＞
A：心配そうだね。どうしたの？
B：不眠症で ... その ... 寝るたびに、黒い帽子をかぶった変な人が部屋に現れるんだ。
A：ホント？ お医者さんに相談したほうがいいよ。
問3 ＜教室で＞
A：私のメガネがどこにあるか知ってる？
B：君が机の上に置くのを見たよ。えっと ... あ、君の頭の上だ！
A：またやっちゃった！

問4　＜キャンパスで＞
　　A：パーカー博士が新しいプロジェクトに着手したと
　　　　聞きました。
　　B：そう。彼は嚢胞性線維症の新しい薬を開発してい
　　　　るのです。
　A：Cys...Fi... 嚢胞性 ... 線維症？　<u>私にはチンプンカン
　<u>プンだ。</u>
問5　＜ルームメイト2人が一緒になって＞
　　A：スマホで天気予報を確認しておくべきだね。
　　B：うん ... 今日の最高気温は7度、最低気温は2度
　　　　... 午後からは曇りでにわか雨がありそう。
　　A：<u>コートを持っていったほうがいいよ。</u>

Ⅳ
〔解答〕
問1　②, ①
問2　⑥, ⑤
問3　③, ①
〔正解の英文〕
問1　Electronic publishing（accounts）（for）
　　（<u>more</u>）（than）（<u>a</u>）（third）（of）all …
問2　"If there（aren't）（<u>any</u>）（questions），（let's）
　　（<u>go</u>）（on）（to）the next chapter."
問3　"You（are）（<u>required</u>）（to）（make）（a）
　　（presentation）（<u>on</u>）（your）（research）at …

化 学

解答 5年度

推 薦

I

〔解答〕

問1 $\boxed{1}$③   問2 $\boxed{2}$⑦   問3 $\boxed{3}$⑨   問4 $\boxed{4}$⑤

問5 $\boxed{5}$①   問6 $\boxed{6}$⑥   問7 $\boxed{7}$⑨

〔出題者が求めたポイント〕

酸・塩基の分類，反応式の係数，酸化数，極性分子，
気体の密度，気体の密度と存在比，塩基水溶液の pH

〔解答のプロセス〕

問1 $\boxed{1}$　(a)正

(b)誤り　強酸 ⟶ 弱酸

(c)誤り　2価 ⟶ 3価

(d)正

(e)誤り　3価 ⟶ 1価

問2 $\boxed{2}$　NO が発生しているから HNO_3 は希硝酸。

希硝酸の酸化作用

$$HNO_3 + 3H^+ + 3e^- \longrightarrow 2H_2O + NO \quad \cdots(i)$$

銅の還元作用

$$Cu \longrightarrow Cu^{2+} + 2e^- \quad \cdots(ii)$$

(i)×2+(ii)×3　より e^- を消去

$$3Cu + 2HNO_3 + 6H^+ \longrightarrow 3Cu^{2+} + 4H_2O + 2NO$$

両辺に $6NO_3^-$ を加えて整理すると

$$3Cu + 8HNO_3 \longrightarrow 3Cu(NO_3)_2 + 4H_2O + 2NO$$

よって係数の合計は

$$3 + 8 + 3 + 4 + 2 = 20$$

問3 $\boxed{3}$　下線原子の酸化数は

$\underline{H_2}O : -2$

$\underline{Mn}O_2 : x + (-2) \times 2 = 0 \quad x = +4$

$\underline{S}O_4{}^{2-} : x + (-2) \times 4 = -2 \quad x = +6$

$K\underline{Mn}O_4 : (+1) + x + (-2) \times 4 = 0 \quad x = +7$

$Na_2\underline{S}O_3 : (+1) \times 2 + x + (-2) \times 3 = 0 \quad x = +4$

酸化数の合計は

$$(-2) + 4 + 6 + 7 + 4 = 19$$

問4 $\boxed{4}$　(a)単体で無極性分子

(b)異種2原子分子で極性分子

(c)折れ線形分子で極性分子

(d)左右対称直線形分子で無極性分子

(e)正四面体形分子で無極性分子

問5 $\boxed{5}$　密度 $= \dfrac{質量}{体積}$ であるから，水素について

$$\dfrac{モル質量}{モル体積} = \dfrac{2\,g/mol}{22.4\,L/mol} = 0.0892$$

$$\fallingdotseq 8.9 \times 10^{-2}\,g/L$$

問6 $\boxed{6}$　混合気体の平均分子量は

$$1.25\,g/L \times 22.4\,L/mol = 28.0\,g/mol$$

Ne と Ar の物質量の比を $x : y$ とすると

平均分子量＝成分気体の（分子量×モル分率）の和

$$= 20 \times \dfrac{x}{x+y} + 40 \times \dfrac{y}{x+y} = 28.0$$

$$8x = 12y \quad x : y = 3 : 2$$

問7 $\boxed{7}$　水酸化カルシウムは2価の強塩基であるから

$$[OH^-] = 塩基のモル濃度 \times 価数 \times 電離度$$

$$= 5.0 \times 10^{-3}\,mol/L \times 2 \times 1$$

$$= 1.0 \times 10^{-2}\,mol/L$$

$$[H^+] = \dfrac{K_w}{[OH^-]} = \dfrac{1.0 \times 10^{-14}\,mol^2/L^2}{1.0 \times 10^{-2}\,mol/L}$$

$$= 1.0 \times 10^{-12}\,mol/L$$

$$pH = -\log_{10}[H^+] = -\log_{10}(1.0 \times 10^{-12}) = 12$$

II

〔解答〕

問8 $\boxed{8}$⑤   問9 $\boxed{9}$③   問10 $\boxed{10}$⑥   問11 $\boxed{11}$④

問12 $\boxed{12}$⑦   問13 $\boxed{13}$③

〔出題者が求めたポイント〕

気体定数，気体の分子量，混合気体の全圧，平均分子量
水上捕集の気体の分子量

〔解答のプロセス〕

問8 $\boxed{8}$　1 mol の気体は $1.013 \times 10^5\,Pa$，273K で 22.4L
$= 0.0224\,m^3$ の体積を占めるから

$$R = \dfrac{1.013 \times 10^5\,Pa \times 0.0224\,m^3}{1\,mol \times 273\,K}$$

$$= 8.311 \fallingdotseq 8.31\,Pa \cdot m^3/(mol \cdot K)$$

問9 $\boxed{9}$　1 mol の気体は 1 atm，273K で 1 L の体積を
占めるから

$$R = \dfrac{1\,atm \times 22.4\,L}{1\,mol \times 273\,K} = 0.08205$$

$$\fallingdotseq 8.21 \times 10^{-2}\,atm \cdot L/(mol \cdot K)$$

問10 $\boxed{10}$　気体の状態方程式　$pV = \dfrac{w}{M}RT$　より

$$1.0 \times 10^5\,Pa \times 8.3\,L$$

$$= \dfrac{20\,g}{M\,(g/mol)} \times 8.31 \times 10^3\,Pa \cdot L/(mol \cdot K)$$

$$\times (273 + 27)\,K$$

$$M = 60.0 \fallingdotseq 60\,(g/mol)$$

問11 $\boxed{11}$　酸素の分圧を $p_1\,(Pa)$，窒素の分圧を $p_2\,(Pa)$ と
すると，ボイルの法則　$pV = p'V'$　より

$$1.6 \times 10^5\,Pa \times 6.0\,L = p_1\,(Pa) \times 8.0\,L$$

$$2.4 \times 10^5\,Pa \times 4.0\,L = p_2\,(Pa) \times 8.0\,L$$

$$p_1 = 1.2 \times 10^5\,(Pa) \quad p_2 = 1.2 \times 10^5\,(Pa)$$

全圧$= p_1 + p_2 = 1.2 \times 10^5\,Pa + 1.2 \times 10^5\,Pa$

$$= 2.4 \times 10^5\,Pa$$

問12 $\boxed{12}$　平均分子量＝成分気体の（分子量×モル分率）
の和　より

$$28 \times \dfrac{4}{4+1} + 32 \times \dfrac{1}{4+1} = 28.8$$

問13 $\boxed{13}$　捕集気体には水蒸気が飽和しているから

水素の圧力 $p_{H_2}\,(Pa)$

$$= 大気圧\,p\,(Pa) - 水蒸気圧\,p_{H_2O}\,(Pa)$$

気体の状態方程式 $pV=\dfrac{w}{M}RT$ より

$(p-p_{H_2O})\,(Pa)\times V\,(L)$

$=\dfrac{w\,(g)}{M\,(g/mol)}\times R\,(Pa\cdot L/(K\cdot mol))\times T\,(K)$

$M=\dfrac{wRT}{(p-p_{H_2O})V}\,(g/mol)$

Ⅲ

〔解答〕

問14⑭⑦　　問15⑮⑨　　問16⑯②　　問17⑰⑨

問18⑱⑥　　問19⑲⑤　　問20⑳④

〔出題者が求めたポイント〕

アルカリ金属元素の単体と化合物

〔解答のプロセス〕

問14⑭　アルカリ金属元素は価電子が1個なので原子間の結合力が弱く，単体の密度は小さく，融点は低い。

　　また価電子は離れ易いのでイオン化傾向が大きく，1価の陽イオンになり易い。

問15⑮　ナトリウムはイオン化傾向が大きいため，塩の水溶液の電気分解では金属単体は得られない。

　　塩化ナトリウムを融解して電気分解すると，陰極⑦でナトリウムの単体が得られ，陽極⑰で塩素が発生する。

　　陰極　$Na^+ + e^- \longrightarrow Na$

　　陽極　$2Cl^- \longrightarrow Cl_2 + 2e^-$

　　アルカリ金属元素とアルカリ土類金属元素の特徴の1つは炎色反応を示すことである。炎色反応の色は

　　Li：赤色，Na：黄色，K：赤紫色

問16⑯　ナトリウム $\longrightarrow$ (A)

　　$2Na + 2H_2O \longrightarrow 2NaOH\,(A) + H_2$

　　(A) $\longrightarrow$ (B)

　　$2NaOH\,(A) + CO_2 \longrightarrow Na_2CO_3\,(B) + H_2O$

　　(B) $\longrightarrow$ (C)

　　$Na_2CO_3\,(B) + CO_2 + H_2O \longrightarrow 2NaHCO_3\,(C)$

　　(C) $\longrightarrow$ (B)

　　$2NaHCO_3\,(C) \longrightarrow Na_2CO_3\,(B) + H_2O + CO_2$

　　ナトリウム $\longrightarrow$ (D)

　　$4Na + O_2 \longrightarrow 2Na_2O\,(D)$

　　(D) $\longrightarrow$ (A)

　　$Na_2O\,(D) + H_2O \longrightarrow 2NaOH\,(A)$

　　よって②が該当。

問17⑰　(a)誤り　O_2 は発生しない。NaOH が生じる。

　　$2Na + 2H_2O \longrightarrow 2NaOH + H_2$

　　$Na_2O + H_2O \longrightarrow 2NaOH$

　　(b)誤り　最も融点が低い $\longrightarrow$ 高い。アルカリ金属の融点は原子番号が大きいほど低い。

　　(c)正　$0.53\,g/cm^3$ である。Na は $0.97\,g/cm^3$。

　　(d)誤り　最外電子殻が M 殻で，電子は1個。

　　(e)正

問18⑱　(a)誤り　NaCl はイオン結晶で，自由電子はない。

　　(b)正

　　(c)誤り　イオン結合は強く，結晶の融点は高い。

　　(d)正　結晶ではイオンは移動しない。

　　(e)誤り　分子式 $\longrightarrow$ 組成式。分子はない。

問19⑲　アンモニアソーダ法を1つにまとめると

　　$2NaCl + CaCO_3 \longrightarrow Na_2CO_3 + CaCl_2$

　　NaCl（式量 58.5）2mol から Na_2CO_3（式量 106）1mol が得られるから

$$\frac{1.0\times10^3\,g}{58.5\,g/mol}\times\frac{1}{2}=\frac{x\times10^3\,(g)}{106\,g/mol}$$

$$x=0.905 \fallingdotseq 0.91\,(kg)$$

問20⑳　$CaCO_3 \longrightarrow CaO + CO_2$

　　$CaCO_3$（式量 100）1mol から CO_2（分子量 44）1mol が生じるから

$$\frac{1.0\times10^3\,g}{100\,g/mol}=\frac{x\times10^3\,g}{44\,g/mol}$$

$$x=0.44\,(kg)$$

Ⅳ

〔解答〕

問21㉑⑤　　問22㉒④　　問23㉓③　　問24㉔②

問25㉕⑤　　問26㉖④

〔出題者が求めたポイント〕

脂肪族炭化水素，アルコール

〔解答のプロセス〕

問21㉑　①誤り　炭素-炭素間結合の長さの順は C-C ＞C=C＞C≡C である。

　　②誤り　同じ一般式で表せない。

　　③誤り　エタンには C=C，C≡C がなく，付加反応はしない。

　　④誤り　液体 $\longrightarrow$ 気体

　　⑤正

問22㉒　①誤り　エチレン $\longrightarrow$ ジエチルエーテル

　　130℃では分子間脱水（脱水縮合）が起こる。

　　$2C_2H_5OH \longrightarrow C_2H_5OC_2H_5 + H_2O$

　　②誤り　エチレン $\longrightarrow$ 水素

　　$2C_2H_5OH + 2Na \longrightarrow 2C_2H_5ONa + H_2$

　　③誤り　エチレン $\longrightarrow$ アセチレン

　　$3C_2H_2 \longrightarrow$ ⬡

　　④正　2-メチルプロペン $CH_2=C(CH_3)_2$ では C=C のどちらにも同じ原子（原子団）がついている。

　　⑤誤り　二重結合を1個もつシクロアルケン（例右式）では C=C と環でアルカンより H 4原子少ないので，一般式は C_nH_{2n-2} となる。

問23㉓　アセチレン CH≡CH に H_2O を付加すると $CH_2=CHOH$ ビニルアルコールになるが，ビニルアルコールは不安定で分子内転位により $CH_3-\underset{\overset{\|}{O}}{C}-H$ アセトアルデヒド③になる。

問24㉔　問23 の最終生成物のアセトアルデヒドは還元

性があるので，フェーリング液を還元して酸化銅(I) Cu_2O の赤色沈殿を生じる。

$$CH_3CHO + 2Cu^{2+} + 5OH^-$$
$$\longrightarrow CH_3COO^- + Cu_2O + 3H_2O$$

問25 [25] 二酸化炭素 77.0mg 中の C 原子は

$$\frac{77.0 \times 10^{-3}g}{44\,g/mol} = 1.75 \times 10^{-3}mol$$

水 27.0mg 中の H 原子は

$$\frac{27.0 \times 10^{-3}g}{18\,g/mol} \times 2 = 3.00 \times 10^{-3}mol$$

炭化水素の炭素原子と水素原子の数の比は

$$1.75 \times 10^{-3} : 3.00 \times 10^{-3} = 7 : 12$$

炭素数 9 以下であるから，分子式 C_7H_{12} となり，アルキンの一般式と合致する。

問26 [26] アルキン 1mol は水素 2mol を付加してアルカンになる。アルキン C_7H_{12} の分子量は 96 であるから，付加する水素は

$$\frac{19.2\,g}{96\,g/mol} \times 2 = 0.400 \fallingdotseq 0.40\,mol$$

令和4年度

問 題 と 解 答

英 語

問題
(50分)

4年度

【 I 】 次の英文を読み、問 1〜9 に答えよ。なお、[1]〜[7] はパラグラフ (段落)
の番号を表している。

[1]　A number of studies show that the more we sit, the higher our risk of
developing dozens of chronic conditions, from cancer and diabetes to
*cardiovascular and liver diseases. For older adults, every hour spent sitting is
linked to a 50 percent greater risk of becoming disabled. But no one is spared. Too
much sitting is bad for everyone.

[2]　Jaume Padilla, an assistant professor of nutrition and exercise physiology at
the University of Missouri School of Medicine, led a study aimed at evaluating the
harm of too much sitting and coming up with a remedy.

[3]　"It's easy for all of us to be consumed by work and forget about time,
subjecting ourselves to prolonged periods of inactivity," Padilla said. "However,
our study found that when you sit for six straight hours, or the majority of an
eight-hour work day, blood flow to your legs is greatly reduced. We were surprised
by the remarkable harmful effects of just six hours of sitting on vascular function."

[4]　Eleven healthy young men participated in the study. The researchers
compared their vascular function before and after a period of prolonged sitting.
After sitting for six hours, the blood flow in an artery in the participants' lower
legs was greatly reduced. The researchers then had the participants take a short
walk, and found that 10 minutes of walking could restore the impaired vascular
function and improve blood flow.

[5] Padilla said that over time, too much sitting could lead to cardiovascular
disease. In extreme cases, prolonged sitting can lead to deep vein thrombosis, a
serious condition that can result in sudden death.

[6]　Padilla said the researchers also looked at ways to improve people's health at
work, where many people sit for long periods of time. Standing desks and treadmill
desks are becoming popular in the workplace. But Padilla says the real solution is
surprisingly as simple as getting up and walking. "What we found is that 10
minutes of walking at the normal pace, which is equivalent to about 1,000 steps,
was sufficient to reverse vascular dysfunction associated with sitting."

[7]   One company in Missouri started walk breaks and found [(   ) (1   ) not (   ) (2   ) (   )], it also helped business. Diamond Scott, an employee, said the walk breaks improved employee morale. "It's a way for us to spend time together outside of the workplace, and when you're healthier, you're happier," she said. Switching to standing desks, adjustable workstations or even treadmill desks can help. But Padilla found the key is to get up and walk.

*[注] cardiovascular: 心臓血管の

問1 パラグラフ[1]の内容と合致する英文を①〜④から一つ選び、その番号をマークせよ。 | 1 |
   ① Too much sitting is harmful to health.
   ② Sitting too much causes trouble to only older adults.
   ③ 50 percent of chronic diseases are caused by sitting too much.
   ④ No one cares about the risk of too much sitting.

問2 パラグラフ[2]の下線部 coming up with に最も意味が近いものを①〜④から一つ選び、その番号をマークせよ。 | 2 |
   ① admitting
   ② receiving
   ③ finding
   ④ refusing

問3 パラグラフ[3]の内容と合致するように次の英文を完成させる時、空欄に入るものを①〜④から一つ選び、その番号をマークせよ。 | 3 |
   Sitting too much leads to (   ).
   ① injury to a leg bone
   ② increased brain function
   ③ reduction of break time
   ④ decreased blood circulation

問4 パラグラフ[4]の下線部 <u>participated in</u> に最も意味が近いものを①〜④から一つ選び、その番号をマークせよ。 ☐ 4

① made use of

② ran out of

③ kept up with

④ took part in

問5 パラグラフ [4] の内容と合致する英文を①〜④から一つ選び、その番号をマークせよ。 ☐ 5

① Both the healthy and the sick were the participants in the study.

② The participants walked for six hours after sitting.

③ The participants sat for six hours.

④ The researchers compared vascular function of the young and the old.

問6 パラグラフ[5]の下線部 <u>result in</u> に最も意味が近いものを①〜④から一つ選び、その番号をマークせよ。 ☐ 6

① cause

② follow

③ stop

④ prevent

問7 パラグラフ[6]の内容と合致するように次の英文を完成させる時、空欄に入るものを①〜④から一つ選び、その番号をマークせよ。 ☐ 7

According to Padilla, the real solution for people's health at work is/are
(   ).

① standing desks and treadmill desks

② getting up early in the morning and walking.

③ standing up and walking

④ taking care of vascular function

問 8 パラグラフ [7] の [ ] の部分が前後の文脈と意味のつながる英文になるように、以下の①～⑤の語を並べかえた場合、次の空欄(1) と空欄(2) に入れるのに最も適当な語はそれぞれ何か。①～⑤から一つずつ選び、その番号をマークせよ。

One company in Missouri started walk breaks and found [(   ) (1) not (   ) (2) (   )], it also helped business.

   [① it ② only ③ that ④ employees ⑤ helped]

(1) 空欄(1) 8

(2) 空欄(2) 9

問 9 パラグラフ[7]を読み、次の英文の質問への答えとして最も適当なものを①～④から一つ選び、その番号をマークせよ。 10

According to Diamond Scott, what raises employees' spirits?

① Playing sports outside

② Forgetting about work

③ Breaking for coffee

④ Taking a rest for walking

【Ⅱ】次の問 1～5 中の空欄(11)～(15)に入れるのに最も適当なものを①～④の中から一つ選び、その番号をマークせよ。

問1 Her family was well (11) because both of her parents were working at good companies and earned good salaries.
① down ② in ③ off ④ over

問2 The guideline was updated to take (12) of new requirements.
① account ② note ③ heart ④ hold

問3 It's about time we (13) the meeting to a close.
① be brought ② brought ③ have brought ④ will bring

問4 That part of Sendai City is a place (14) attracts university students with its shops and restaurants.
① what ② when ③ where ④ which

問5 I am really looking forward (15) you again soon.
① to see ② to seeing ③ seeing ④ for seeing

【Ⅲ】次の問1〜3において、文A)と文B)の空欄には同じ動詞が入る。その動詞として最も適当なものを[　]内の①〜⑤の中から一つずつ選び、その番号をマークせよ。

問1　16

A) The identical twins living next door are so much alike that it's hard for me to (　　) them apart.

B) John can (　　) what's wrong with an engine by listening to it.

[① know　② recognize　③ say　④ tell　⑤ understand]

問2　17

A) One of my high school teachers (　　) me on to the study of physics.

B) The story (　　) out to be a happy ending.

[① changed　② found　③ led　④ made　⑤ turned]

問3　18

A) Once I retire, I think my current business title will (　　) for nothing.

B) You can't (　　) on him. He doesn't keep his promises.

[① count　② depend　③ hold　④ make　⑤ turn]

【Ⅳ】次の問 1～3 への答えとして最も適当なものを、下の枠内にある選択肢①～
④の中から一つずつ選び、その番号をマークせよ。なお、該当しない選択肢も
一つ含まれている。

問 1　"What do you think of our new English teacher?"
　　　19

問 2　"What does your business look like?"
　　　20

問 3　"How many guests are you planning to invite to the party?"
　　　21

---

① "Well, he is difficult to follow. I often can't make out what he is talking about."

② "I am in good shape. I feel good physically and mentally."

③ "Not in good shape. The sales have decreased by 50 percent due to the recession."

④ "Let me draw up a list of people who I think might be coming."

【Ⅴ】次の問 1～5 において、①～⑤の語を並べかえて空所を補い、最も適当な会
　　話文を完成させよ。解答は、| 22 |～| 31 | に入れるものの番号のみを答
　　えよ。なお、選択肢①～⑤は文頭に来る場合も小文字で表されている。

問 1

Mary:　What does PDCA mean?

Bob:　'PDCA'? Why (　　) (| 22 |) (　　) (| 23 |) (　　) in the
　　　　dictionary?
　　　　[① it　② look　③ up　④ you　⑤ don't]

問 2

Brent:　Something's wrong with the TV remote control.

Sean:　Let's see… (　　) (| 24 |) (　　) (| 25 |) (　　).
　　　　[① stopped　② have　③ battery　④ must　⑤ the]

問 3

JoAnn:　May I borrow your French textbook tomorrow?

Alice:　I can lend it to you for a short time. I need to use it for school next Tuesday.

JoAnn:　(　　) (| 26 |) (　　) (| 27 |) (　　) you by Monday.
　　　　[① have　② to　③ back　④ I'll　⑤ it]

問 4

Student:　Professor Cohen, what am I supposed to do now?

Professor:　Didn't (　　) (| 28 |) (　　) (| 29 |) (　　) said?
　　　　[① listen　② you　③ what　④ I　⑤ to]

問 5

Nancy:You know George wants to be a rock star.

Jessy:　He (　　) (| 30 |) (　　) (| 31 |) (　　).
　　　　[① to　② succeed　③ chance　④ has　⑤ little]

化　学

問題

（50分）

4年度

必要ならば，つぎの数値を用いなさい。

原子量：H = 1，C = 12，N = 14，O = 16，Al = 27，Cl = 35.5，Ca = 40，Fe = 56

なお，気体はすべて理想気体であるものとし，その標準状態（0 ℃，1.013×10^5 Pa）における体積は 22.4 L / mol とする。

【Ⅰ】以下の問いに答えよ。

問1　質量数が m，原子番号が n の原子の中性子の数を表すものとして正しいのはどれか。

①　　m　　　②　　n　　　③　　$m+n$　　　④　　$m-n$　　　⑤　　$n-m$

⑥　　$m \times n$　　　⑦　　$\dfrac{m}{n}$　　　⑧　　$\dfrac{n}{m}$　　　⑨　　$2(m-n)$　　　⑩　　$2(n-m)$

問2　つぎの水素原子 H の同位体 a 〜 c および炭素原子 C の同位体 d 〜 f のうち，放射性同位体のみを選択している組合せとして正しいものはどれか。

a　^{1}H　　　b　^{2}H　　　c　^{3}H　　　d　^{12}C　　　e　^{13}C　　　f　^{14}C

①　(a, d)　　　②　(a, e)　　　③　(a, f)　　　④　(b, d)　　　⑤　(b, e)

⑥　(b, f)　　　⑦　(c, d)　　　⑧　(c, e)　　　⑨　(c, f)

問3　放射線には α 線，β 線，γ 線などが知られている。このうち α 線の本体（実体）はどれか。

①　陽子　　　②　中性子　　　③　電子　　　④　電磁波　　　⑤　ヘリウム $^4_2$He の原子核

問4　アルカリ金属元素とアルカリ土類金属元素の組合せとして正しいものはどれか。

	アルカリ金属	アルカリ土類金属
①	アルミニウム Al	マグネシウム Mg
②	水銀 Hg	銀 Ag
③	ナトリウム Na	カルシウム Ca
④	ケイ素 Si	鉄 Fe
⑤	リチウム Li	銅 Cu
⑥	カリウム K	鉛 Pb

問5 ニホニウム $_{113}$Nh は，元素の周期表ではホウ素 B やアルミニウム Al と同じ族に属する。$_{113}$Nh は周期表の何族の元素に属するか。

① 6族 ② 7族 ③ 8族 ④ 9族 ⑤ 10族
⑥ 11族 ⑦ 12族 ⑧ 13族 ⑨ 14族 ⑩ 15族

問6 つぎの錯イオンのうち，形が正方形をとるものはどれか。

① $[Ag(NH_3)_2]^+$ ② $[Cu(NH_3)_4]^{2+}$ ③ $[Zn(NH_3)_4]^{2+}$
④ $[Fe(CN)_6]^{4-}$ ⑤ $[Fe(CN)_6]^{3-}$

問7 つぎの化学式 a ～ c のうち，分子式はどれか。

a Cl_2 b KCl c HCl

① a のみ ② b のみ ③ c のみ ④ a, b のみ ⑤ a, c のみ
⑥ b, c のみ ⑦ a, b, c

問8 アルミニウム Al の単体は下図のような面心立方格子の結晶構造をとる。その単位格子の1辺の長さを l としたとき，Al 原子の原子半径を表す式として正しいものはどれか。

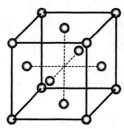

① $\dfrac{\sqrt{2}}{2}l$ ② $\dfrac{\sqrt{3}}{2}l$ ③ $\dfrac{\sqrt{2}}{3}l$ ④ $\dfrac{\sqrt{3}}{3}l$

⑤ $\dfrac{\sqrt{2}}{4}l$ ⑥ $\dfrac{\sqrt{3}}{4}l$ ⑦ $\dfrac{\sqrt{2}}{6}l$ ⑧ $\dfrac{\sqrt{3}}{6}l$

【Ⅱ】つぎの文章を読んで，以下の問いに答えよ。

　アンモニア NH_3 は，実験室では，塩化アンモニウム NH_4Cl と水酸化カルシウム $Ca(OH)_2$ の混合物を加熱して発生させる。一方，工業的に NH_3 は，四酸化三鉄 Fe_3O_4 から得られる鉄 Fe を主成分とした触媒を用いて，(1) 式のように窒素 N_2 と水素 H_2 から直接合成される。これをハーバー・ボッシュ法という。

$$N_2（気）　+　3H_2（気）　\rightleftarrows　2NH_3（気）　\cdots\cdots（1）式$$

　(1) 式の反応は，可逆反応であり，その正反応は発熱反応である。NH_3 の生成率（体積百分率）を大きくするためには，ルシャトリエの原理，すなわち，化学平衡の面から見れば，温度は　ア　ほど，圧力は　イ　ほどよい。しかしながら，工業的な合成反応では，一般に物質を効率よく大量生産する必要があり，化学平衡以外の面も重要になる。ハーバーとボッシュによる NH_3 の製法は，反応装置や触媒の開発，さらにルシャトリエの原理を化学工業に応用して成功した輝かしい例として知られている。なお，触媒を加えると正反応および逆反応の反応速度は　ウ　が，反応の平衡定数は　エ　。

問9　下線部の反応で発生した NH_3 の捕集法と乾燥剤の組合せとして，適切なものはどれか。

	捕集法	乾燥剤		捕集法	乾燥剤
①	水上置換	塩化カルシウム	⑥	上方置換	濃硫酸
②	水上置換	ソーダ石灰	⑦	下方置換	塩化カルシウム
③	水上置換	濃硫酸	⑧	下方置換	ソーダ石灰
④	上方置換	塩化カルシウム	⑨	下方置換	濃硫酸
⑤	上方置換	ソーダ石灰			

問10　下線部の反応において，10.7 g の NH_4Cl と 3.70 g の $Ca(OH)_2$ の混合物を加熱して発生する NH_3 の体積は，標準状態で最大何 L か。最も近い値はどれか。ただし，発生した NH_3 はすべて気体とする。

①　1.12　　②　1.68　　③　2.24　　④　3.36

⑤　4.48　　⑥　5.04　　⑦　6.72　　⑧　8.96

問11 　ア　～　エ　にあてはまる語句の正しい組合せはどれか。

	ア	イ	ウ	エ
①	高い	低い	大きくなる	変わらない
②	高い	低い	変わらない	大きくなる
③	高い	低い	小さくなる	変わらない
④	高い	低い	変わらない	小さくなる
⑤	低い	高い	大きくなる	変わらない
⑥	低い	高い	変わらない	大きくなる
⑦	低い	高い	小さくなる	変わらない
⑧	低い	高い	変わらない	小さくなる

問12 　つぎの化学平衡に関する記述のうち，正しいものはどれか。

a 　一定温度において，ある反応の平衡定数 K の値は，その反応が平衡状態にあるときの反応物や生成物の濃度によって異なる。

b 　平衡状態とは，正反応も逆反応も起こらず，化学反応が完全に停止した状態である。

c 　気体と固体が化学平衡にあるとき，その平衡定数 K の値は，気体成分のモル濃度によって表される。

　① 　a のみ　　　② 　b のみ　　　③ 　c のみ　　　④ 　a, b のみ　　　⑤ 　a, c のみ

　⑥ 　b, c のみ　　　⑦ 　a, b, c

問13 　N_2 3.0 mol と H_2 4.6 mol を容積 1.0 L の密閉容器に入れて，触媒存在下で温度・圧力を一定に保ったところ，（1）式の反応が平衡に達し，このとき N_2 は 1.8 mol であった。この反応の平衡定数 K〔$(mol / L)^{-2}$〕はいくつか。最も近い値はどれか。ただし，平衡状態で存在する物質はすべて気体とする。

　① 　1.2　　　　② 　2.0　　　　③ 　2.4　　　　④ 　3.2

　⑤ 　4.0　　　　⑥ 　4.8　　　　⑦ 　7.2　　　　⑧ 　8.0

【Ⅲ】 つぎの文章を読んで，以下の問いに答えよ。

　酸素 O は，元素の周期表の 16 族に属する非金属元素である。　ア　個の価電子をもち，電子　イ　個をとり入れて　イ　価の陰イオンになりやすい。酸素の原子は　ウ　が大きく，多くの元素と酸化物をつくる。また酸素は，鉱物，岩石などに含まれ，地殻に最も多く含まれる元素である。酸素の単体には，酸素 O_2 とオゾン O_3 の 2 つの同素体がある。O_3 は O_2 中で無声放電（音のしない放電）を行うと発生する。

$$3\,O_2 \longrightarrow 2\,O_3$$

　酸素 O_2 は反応性に富み，ほとんどの元素と化合して酸化物をつくる。非金属元素の多くは高温で酸化され，また，金 Au や白金 Pt を除くほとんどの金属元素は空気中で酸化されるものが多い。例えば，アルミニウム Al は，　エ　が大きく，酸素と強く結合するため，Al 粉末を空気中や O_2 中で加熱すると激しく燃える。そのため，Al 粉末と他の金属酸化物を混ぜて点火すると，多量の熱を発生して金属酸化物が還元され，単体の金属が遊離する。この単体の金属を得る方法を，　オ　という。

　次亜塩素酸 HClO，硫酸 H_2SO_4，硝酸 HNO_3 のように分子中に酸素を含む酸をオキソ酸という。酸性酸化物と水 H_2O の反応によって生じる酸の多くはオキソ酸である。同一元素のオキソ酸では，一般に中心原子の酸化数が大きいものほど水溶液の酸性が強くなる。

問 14　　ア　～　エ　にあてはまるものの正しい組合せはどれか。

	ア	イ	ウ	エ
①	5	1	イオン化傾向	電気陰性度
②	5	2	イオン化傾向	電気陰性度
③	6	1	イオン化傾向	電気陰性度
④	6	2	イオン化傾向	電気陰性度
⑤	7	1	イオン化傾向	電気陰性度
⑥	5	1	電気陰性度	イオン化傾向
⑦	5	2	電気陰性度	イオン化傾向
⑧	6	1	電気陰性度	イオン化傾向
⑨	6	2	電気陰性度	イオン化傾向
⑩	7	1	電気陰性度	イオン化傾向

問 15 標準状態で，100 mL の O_2 を無声放電したところ，O_2 の一部が O_3 に変化して，O_3 が 8.00 mL 生成した。このときの全体の気体（O_2 と O_3）の体積は何 mL か。最も近い値はどれか。ただし，反応前後で温度・圧力の変化はないものとする。

① 76.0   ② 84.0   ③ 88.0   ④ 92.0   ⑤ 96.0
⑥ 100   ⑦ 104   ⑧ 108   ⑨ 112   ⑩ 124

問 16 | オ | にあてはまる正しい方法はどれか。

① オストワルト法   ② クメン法   ③ ソルベー法
④ テルミット法   ⑤ モール法   ⑥ 接触法

問 17 つぎの酸化物 a 〜 e のうち，両性酸化物のみを選択している組合せとして正しいものはどれか。

a Na_2O b Al_2O_3 c CO_2 d ZnO e P_4O_{10}

① (a, b)   ② (a, c)   ③ (a, d)   ④ (a, e)   ⑤ (b, c)
⑥ (b, d)   ⑦ (b, e)   ⑧ (c, d)   ⑨ (c, e)   ⑩ (d, e)

問 18 つぎのオキソ酸のうち，下線部の中心原子の酸化数が最も大きいものはどれか。

① 次亜塩素酸 $H\underline{Cl}O$ ② 亜塩素酸 $H\underline{Cl}O_2$ ③ 塩素酸 $H\underline{Cl}O_3$ ④ 亜硫酸 $H_2\underline{S}O_3$
⑤ 硫酸 $H_2\underline{S}O_4$ ⑥ 亜硝酸 $H\underline{N}O_2$ ⑦ 硝酸 $H\underline{N}O_3$

問 19 Al 粉末と酸化鉄 (III) Fe_2O_3 を混合して点火すると，激しく反応して多量の熱を発生し，その結果，Fe_2O_3 が還元され融解した鉄 Fe が得られる。この反応において，Al 粉末 135 g を完全に反応させ，単体の Fe 280 g を過不足なく得るために必要な Fe_2O_3 は何 g か。最も近い値はどれか。

① 53.0   ② 64.0   ③ 80.0   ④ 107   ⑤ 160
⑥ 240   ⑦ 320   ⑧ 400   ⑨ 480   ⑩ 560

【Ⅳ】　つぎの文章を読んで，以下の問いに答えよ。

　一般に，炭素原子を骨格として組み立てられている化合物を有機化合物という。また，炭素と水素だけからできている有機化合物を炭化水素といい，その炭化水素の分子から一部の水素原子を除いた原子団を炭化水素基とよぶ。一方，有機化合物の性質を決める特定の基を官能基という。有機化合物には，分子式が同じであっても，構造が異なるいくつかの化合物が存在することがある。分子式が同じであっても構造が異なる化合物は，互いに異性体であるという。

問20　つぎの有機化合物の特徴に関する記述のうち，正しいものの組合せはどれか。

　a　分子からなる物質が多く，一般に無機化合物に比べて融点や沸点が高い。
　b　有機化合物を構成する炭素原子の原子価は，無機化合物のそれと異なる。
　c　無機化合物と比べると，構成元素の種類は少ないが，有機化合物の種類は無機化合物よりも極めて多い。
　d　一般に，水よりもヘキサン，エーテルに溶けやすいものが多い。

　　①　(a, b)　　②　(a, c)　　③　(a, d)　　④　(b, c)　　⑤　(b, d)　　⑥　(c, d)

問21　つぎの炭化水素に関する記述のうち，正しいものの組合せはどれか。

　a　直鎖状のアルカンは，分子量が大きいほど，分子間力が小さくなるため，沸点が高くなる。
　b　C_5H_{12}のアルカンには，3種類の構造異性体が存在する。
　c　炭素原子の数が4以上のアルケンには，構造異性体の他にシス−トランス異性体（幾何異性体）が存在することがある。
　d　プロペンとシクロプロパンは，互いに立体異性体の関係にある。
　e　アセチレンの炭素原子間距離は，エタンやエチレンのそれより長い。

　　①　(a, b)　　②　(a, c)　　③　(a, d)　　④　(a, e)　　⑤　(b, c)
　　⑥　(b, d)　　⑦　(b, e)　　⑧　(c, d)　　⑨　(c, e)　　⑩　(d, e)

問22 つぎの記述のうち，誤っているものの組合せはどれか。

a カルボン酸とアルコールが縮合してできた結合を，水酸化ナトリウム水溶液で加水分解する反応は可逆反応である。

b エーテルは炭素数が等しい1価アルコールの構造異性体であり，一般に極性の小さな分子なので，対応するアルコールよりも沸点が低い。

c ギ酸は，脂肪酸の中では最も強い酸であり，分子中にホルミル基をもつため還元性を示す。

d アニリンは水に溶けにくいが，酸の水溶液とは塩をつくってよく溶ける。

e フェノールは，水酸化ナトリウム水溶液と反応して水素 H_2 を発生する。

① (a, b)　② (a, c)　③ (a, d)　④ (a, e)　⑤ (b, c)
⑥ (b, d)　⑦ (b, e)　⑧ (c, d)　⑨ (c, e)　⑩ (d, e)

問23〜25 分子式 $C_5H_{10}O$ で表されるカルボニル化合物に関する，以下の問いに答えよ。ただし，立体異性体を含むものとする。

問23 触媒を用いて水素 H_2 で還元すると第二級アルコールを生じる化合物は何種類あるか。

問24 フェーリング液とともに加熱することにより，赤色の酸化銅（I）Cu_2O の沈殿が生じる化合物は何種類あるか。

問25 ヨードホルム反応を示す化合物は何種類あるか。

【問23〜25 の解答群】
① 1　② 2　③ 3　④ 4　⑤ 5　⑥ 6

英　語

解答 4年度

I

〔解答〕
問1 ①　問2 ③　問3 ④　問4 ④
問5 ③　問6 ①　問7 ③
問8(1) ①　(2) ⑤　問9 ④

〔出題者が求めたポイント〕
問1 選択肢訳
　①座りすぎは健康にとって有害だ。
　②座りすぎは高齢者にだけトラブルを引き起こす。
　③慢性疾患の50%は座りすぎが原因である。
　④座りすぎのリスクは誰も気にしない。
問2 come up with「～を見つけ出す」。admit「～を認める」。receive「～を受け取る」。find「～を見つける」。refuse「～を拒否する」。
問3 「座りすぎは（　　　）をもたらす」
　①足の骨の損傷
　②脳機能の活発化
　③休憩時間の短縮
　④血液循環の低下
問4 participate in「～に参加する」。make use of「～を使用する」。run out of「～を使い果たす」。keep up with「～に遅れないでついていく」。take part in「～に参加する」。
問5 選択肢訳
　①健康な人と病気の人の両方が研究の参加者だった。
　②参加者は座った後、6時間歩いた。
　③参加者は6時間座った。
　④研究者は若者と高齢者の血管機能を比較した。
問6 result in「～をもたらす」。cause「～を引き起こす」。follow「～に続く」。stop「～を止める」。prevent「～を防ぐ」。
問7 「パディラによると、職場の人々の健康のための真の解決策は（　　　）だ」
　①スタンディング・デスクとトレッドミル・デスク
　②朝早く起きて、歩くこと
　③立ち上がり、歩くこと
　④血管機能に気を配ること
問8 正解の英文　～（that）（it）not（only）（helped）（employees），～
問9 「ダイヤモンド・スコットによると、社員の気持ちを高めるものは何か？」
　①外でスポーツをすること
　②仕事を忘れること
　③コーヒーのための休憩
　④ウォーキングのための休憩

〔全訳〕
[1]　多くの研究が、座っている時間が長いほど、がんや糖尿病から心血管疾患や肝臓疾患に至るまで、多く

の慢性疾患の発症リスクが高まることを示している。高齢者の場合、座っている時間が1時間ごとに、障害を持つようになるリスクが50％高くなると言われている。しかし、誰一人、これを免れる人はいない。座りすぎは誰にとっても悪いことなのだ。

[2]　ミズーリ大学医学部の栄養学と運動生理学の助教授であるジャウメ・パディラは、座りすぎの害を診断し、改善策を見出すことを目的とした研究を主導した。

[3]　「私たちは誰しも、仕事に追われて時間を忘れ、長時間体を動かさないままになりやすい」と、パディラは語る。「しかし、私たちの研究では、6時間連続で、つまり1日8時間の労働の大半を座って過ごすと、脚への血流が大きく減少することがわかったのです。たった6時間の座りっぱなしが血管機能に著しい悪影響を及ぼすことに、私たちは驚きました」。

[4]　11人の健康な若い男性がこの研究に参加した。研究者たちは、長時間座ることの前と後における血管機能を比較した。6時間座り続けたところ、参加者の下肢の動脈の血流が大きく減少していた。研究者が次に、被験者に短時間のウォーキングをしてもらったところ、10分間のウォーキングによって低下した血管機能が回復し、血流が改善したことがわかった。

[5]　パディラは、時間の経過とともに、座りすぎは心血管疾患を引き起こす可能性があると述べている。極端な場合、長時間座っていると、深部静脈血栓症——突然死に至ることもある深刻な状態——を引き起こす可能性がある。

[6]　パディラは、研究者たちが、多くの人が長時間座っている職場での人々の健康を改善する方法も調べたと語った。スタンディング・デスク（立ち姿勢で仕事をする机）やトレッドミル・デスク（ランニングマシーン付き机）が、職場で人気を集めている。しかし、パディラによれば、真の解決策は、立ち上がって歩くという意外に単純なものだという。「私たちが発見したのは、通常のペースで10分間歩くこと、これは約1,000歩に相当し、座っていることに関連する血管機能不全を逆転させるのに十分であるということです」。

[7]　ミズーリ州のある企業は、ウォーク・ブレイクを始め、それが従業員だけでなく、ビジネスにも役立つことを発見した。従業員の一人であるダイアモンド・スコットは、ウォーク・ブレイクは従業員の士気を向上させていると語った。「職場の外で一緒に時間を過ごすための方法であり、より健康であれば、より幸せになれるのです」と、彼女は語った。スタンディング・デスク、調節可能なワークステーション、あるいはトレッドミル・デスクに変更することも効果的だ。しかし、パディラは、立ち上がって歩くことが鍵だということを発見したのだ。

II
〔解答〕
問1　③　　問2　①　　問3　②
問4　④　　問5　②
〔出題者が求めたポイント〕
問1　be well off「裕福である」。
問2　take account of「～を考慮に入れる」。
問3　It's about time S V「もうそろそろ～する時間だ」。Vは過去形（仮定法過去）になる。
問4　attractsの主語になるので、関係代名詞のwhichが正解。
問5　look forward to「～を楽しみにする」。toは前置詞なので、後ろには名詞か動名詞がくる。
〔問題文訳〕
問1　彼女の家庭が裕福だったのは、両親ともに良い会社に勤めており、良い給料を得ていたからだった。
問2　新しい要件を考慮に入れるために、ガイドラインが更新された。
問3　そろそろ会議を終わらせる時間だ。
問4　仙台市のその地域は、お店やレストランがあり、大学生をひきつける場所である。
問5　また近いうちにお会いできるのを本当に楽しみにしています。

III
〔解答〕
問1　④　　問2　⑤　　問3　①
〔出題者が求めたポイント〕
問1　tell apart「～を見分ける」。can tell ＋ 疑問詞 ～「～がわかる」。
問2　turn 人 on to「人の関心を～に向ける」。turn out to be「結局～だとわかる」。
問3　count for nothing「全く役に立たない、無価値である」。count on「～を当てにする」。
〔問題文訳〕
問1 A）隣に住んでいる一卵性双生児はとてもよく似ているので、私には見分けがつかない。
　　B）ジョンはエンジンの音を聞けば、どこが悪いかわかる。
問2 A）高校の先生の一人が、私の関心を物理の勉強に仕向けた。
　　B）その物語は結局ハッピーエンドだった。
問3 A）いったん引退したら、私の今の肩書きは全く役に立たなくなると思う。
　　B）あなたは彼を当てにはできない。彼は約束を守らないのだ。

IV
〔解答〕
問1　①　　問2　③　　問3　④

〔問題文訳〕
問1　「新しい英語の先生をどう思う？」
問2　「あなたの仕事はどんな感じですか？」
問3　「パーティーには何人招待する予定ですか？」
〔選択肢訳〕
①「まあね、彼について行くのは難しいよ。よく何を言っているのかよくわからない」
②「体調は良好です。身体的にも精神的にもいい感じです」
③「良い状態とは言えません。不景気で売り上げが50％減りました」
④「来ると思われる人のリストを作成させてください」

V
〔解答〕
問1　④，①　　問2　③，②　　問3　①，③
問4　①，③　　問5　⑤，①
〔正解の英文〕
問1　Why (don't) (you) (look) (it) (up) in the dictionary?
問2　Let's see…(the) (battery) (must) (have) (stopped).
問3　(I'll) (have) (it) (back) (to) you by Monday.
問4　Didn't (you) (listen) (to) (what) (I) said?
問5　He (has) (little) (chance) (to) (succeed).

化　学

解　答　　　4年度

I

〔解答〕

問1　④
問2　⑨
問3　⑤
問4　③
問5　⑧
問6　②
問7　⑤
問8　⑤

〔出題者が求めたポイント〕

小問集合

知識問題だが、教科書にも載っておらず通常の問題集では問われないような部分も出題されている。

〔解答のプロセス〕

問1　質量数は陽子数＋中性子数なので、中性子の数は（質量数）－（陽子数）になる。

問2　放射性同位体は^{3}H(三重水素、トリチウム)と^{14}C。どちらもβ壊変をし、それぞれ^{3}Heと^{14}Nになる。

問3　α線は放射性を持つ原子がα壊変した際に放出される放射線で、陽子2個と中性子2個、すなわち^{4}He原子核の粒子線である。

問7　分子で作られているのはaの塩素とcの塩化水素。「電離するものはすべてイオン結合」とは限らない。イオン結合と共有結合を分けているのは、「HClという分子」が存在するか否かである。

問8　面心立方格子では単位格子の面の対角線上で原子同士が接している。つまり

$$\sqrt{2}\,l = 4r, \quad \therefore r = \frac{\sqrt{2}}{4}l$$

II

〔解答〕

問9　⑤
問10　③
問11　⑤
問12　③
問13　④

〔出題者が求めたポイント〕

気体反応の化学平衡

内容としては入試標準レベル。十分に演習をこなしてきた受験生にとっては平易に感じられるだろう。

〔解答のプロセス〕

問9　アンモニアは空気より密度が小さく、水によく溶け塩基性を示す。そのため上方置換法でしか捕集できず、また乾燥剤も酸性のもの(濃硫酸やP_4O_{10}など)は使えない。

また、塩化カルシウムもアンモニアとは付加物をつくるので、乾燥剤として適するのは(選択肢の中では)ソーダ石灰のみである。

問10　塩化アンモニウム 10.7 g と水酸化カルシウム 3.70 g はそれぞれ 0.2 mol と 0.05 mol になるので、これらを反応させると塩化アンモニウムが 0.1 mol 反応し 0.1 mol は余る。生成するアンモニアは 0.1 mol なので、標準状態では 2.24 L となる。

問11　平衡の温度依存性は、反応熱の正負を見ればよい。問題文中(1)式の右向き(正反応)が発熱反応であると示されているので、平衡を右へ傾けるには**温度を低**くすればよい。

圧力依存性は反応前後の気体分子の数を比較すればよく、平衡が右に傾くと分子数は減るので、**圧力は高く**するとよい。

触媒は活性化エネルギーを小さくし**反応速度を大きくするが、平衡そのものを移動させることはない**(最終生成量は変わらない)。

問12a　平衡定数 K の値は平衡状態での反応物・生成物の濃度によって決まるから正しいともとれるが、反応物を増やしてもその分生成物は増えて濃度が変化し平衡定数は変わらないから誤りともとれる文章であるので正誤は断定できない。

b　平衡状態は正反応と逆反応の速度が等しくなって「見かけ上」反応が止まった状態であり、反応が停止しているわけではない。誤り。

c　不均一系(気体反応における固体成分のように、均一に交じり合うことができない成分が出てくる状態)の反応では、固体や液体の濃度が定義できないので平衡定数には含まない。正しい。

問13　反応で消費された N2 は 3.0 － 1.8 ＝ 1.2 mol となるから

	N_2	＋	$3H_2$	⟶	$2NH_3$	
反応前	3.0		4.6		0	(単位：mol)
反応	－1.2		－3.6		＋2.4	
反応後	1.8		1.0		2.4	

よって

$$K = \frac{[NH_3]^2}{[N_2][H_2]^3} = \frac{\left(\dfrac{2.4}{1.0}\right)^2}{\left(\dfrac{1.8}{1.0}\right)\left(\dfrac{1.0}{1.0}\right)^3} = 3.2$$

III

〔解答〕

問14　⑨
問15　⑤
問16　④
問17　⑥
問18　⑤
問19　⑧

〔出題者が求めたポイント〕

無機化学(酸素)

〔解答のプロセス〕

問14　典型元素の場合、周期表の族の一の位の数と最外殻電子数は一致する(He を除く)。O は 16 族なので**最外殻電子数は 6 個**である。一つの電子殻には電子が 8 個入ると閉殻となって安定になるので、酸素の場合は電子を 2 個受け取って 2 価の陰イオンになりやすい。

ウとエはノーヒントだと埋めにくいが、選択肢から選べばウが電気陰性度、エはイオン化傾向である。

問15　$3O_2 \longrightarrow 2O_3$

オゾン O_3 が 8.00mL 生成するとき、反応で消費された酸素の体積はその 3/2 倍なので 12.0mL。すなわち一部がオゾンとなった気体中には酸素 88.0mL とオゾン 8.00mL が含まれていることになるので、合計で 96.0mL となる。

問18　酸化数を数えると、⑤の硫酸の S 原子の酸化数が +6 で最大である。

問19　Al 粉末と酸化鉄(Ⅲ)のテルミット反応の化学反応式は

　　$2Al + Fe_2O_3 \longrightarrow 2Fe + Al_2O_3$

で、Al 粉末 135g と Fe280g はいずれも 5mol となることから、必要な酸化鉄(Ⅲ)(式量 160) は 2.5mol となるので、$2.5 \times 160 = 400$

Ⅳ

〔解答〕

問20　⑥
問21　⑤
問22　④
問23　③
問24　⑤
問25　②

〔出題者が求めたポイント〕

有機化学

構造異性体の問題は全種類しっかり描けるようにする。

〔解答のプロセス〕

問20　a　「分子からなる物質が多く」は正しいが、無機化合物(イオン結晶や共有結合性結晶が多い)より融点や沸点は低い。誤り。

　　b　炭素原子の原子価は 4 本で、無機化合物(黒鉛やダイヤモンド、二酸化炭素など)の炭素原子と原子価自体が変わるわけではない。誤り。

　　c　構成元素の種類は少ないが、その結合の仕方や配置で性質が異なるのが有機化合物のバリエーションが多い理由である。正しい。

　　d　無極性分子が多いので、極性溶媒である水よりも、無極性溶媒のヘキサンやエーテルに溶けやすい。正しい。

問21　a　アルカンは分子量が大きくなるほど分子間力

が大きくなり、沸点が高くなる。

　　b　C_5H_{12} のアルカンをすべて書き出せばよい。水素の数から不飽和結合を持たないことが分かるから、

$CH_3-CH_2-CH_2-CH_2-CH_2$　$CH_3-\underset{\underset{CH_3}{|}}{C}H-CH_2-CH_3$　$CH_3-\underset{\underset{CH_3}{|}}{\overset{\overset{CH_3}{|}}{C}}-CH_3$

以上の 3 つである。

　　c　炭素数 3 までのアルケン(エチレン、およびプロピレン)には幾何異性体がないが、炭素数 4 の 2-ブテンには幾何異性体が存在する。

　　d　プロペンとシクロプロパンは分子式が同じ C_4H_8 だが、これらは構造異性体であり立体異性体(幾何異性体や光学異性体)ではない。

　　e　アセチレンの炭素間結合は三重結合で、エタンの単結合やエチレンの二重結合より短い。

問22　a　カルボン酸とアルコールの縮合で出来る結合、とはエステル結合のことで、酸触媒による加水分解は可逆反応であるが、アルカリによる加水分解は不可逆反応である。

　　e　フェノールは水酸化ナトリウム水溶液と反応するが、中和反応なので水素は発生しない。

　　c　は「脂肪酸の中では最も強い酸」というのが引っかかるが、a と e は明らかな誤りなのでこちらを選ぶ。

問23　水素数から $C_5H_{10}O$ には C=O 以外に不飽和結合は存在しないことが分かる。水素による還元で第二級アルコールを生じるのはケトンなので

$CH_3-CH_2-CH_2-\underset{\underset{O}{||}}{C}-CH_3$　$CH_3-\underset{\underset{CH_3}{|}}{C}H-\underset{\underset{O}{||}}{C}-CH_3$　$C_2H_5-\underset{\underset{O}{||}}{C}-C_2H_5$

以上の 3 つ。

問24　フェーリング液で酸化銅(Ⅰ)の赤色沈殿ができるのはアルデヒド類なので

①　$CH_3-CH_2-CH_2-CH_2-\underset{\underset{O}{||}}{C}-H$　②　$CH_3-CH_2-\underset{\underset{CH_3}{|}}{C}-\underset{\underset{O}{||}}{C}H-H$

③　$CH_3-\underset{\underset{CH_3}{|}}{C}H-CH_2-\underset{\underset{O}{||}}{C}-H$　④　$CH_3-\underset{\underset{CH_3}{|}}{\overset{\overset{CH_3}{|}}{C}}-\underset{\underset{O}{||}}{C}H-H$

以上の 4 つ。②には光学異性体があるのでもう 1 つ、合わせて 5 つ。

問25　ヨードホルム反応を示すのは、問 23 に示した構造異性体のうち、左 2 つのみ。

令和3年度

問 題 と 解 答

英 語

問題
(50分)

3年度

【Ⅰ】 次の英文を読み、問い（問1～5）に答えよ。

People have long dreamt of a car that flies through the sky.

Japan's SkyDrive Inc. has carried out a successful, but (ア)<u>modest</u> test flight of such a vehicle carrying a person.   It is just one of the many "flying car" projects around the world.

In a video recently shown to reporters, a vehicle that looked like a motorcycle with propellers lifted up to two meters off the ground.   It flew in circles in a protected area for four minutes.

The head of the SkyDrive said he hopes the flying car can be made into a real-life product by 2023.   However, he noted the importance of safety.

"Of the world's more than 100 flying car projects, only a (1)[① a person ② handful ③ has ④ succeeded ⑤ with] on board," he told The Associated Press.

"I hope many people will want to ride it and feel safe."

The machine so far can fly for just 5 to 10 minutes, but if the flight time can be extended to 30 minutes, the car will have more possibilities.   For example, it could be exported to places like China, he said.

Unlike airplanes and helicopters, "electric *vertical takeoff and landing" vehicles, or eVTOL, generally offer quick point-to-point personal travel. They could (1   ) having to deal with airports, traffic jams and the cost of paying for pilots.   Such vehicles could even fly without a pilot.

(2)<u>Battery sizes, air traffic control and other issues are among the main problems to overcome before selling them to the public</u>.

"Many things have to happen," said a professor at the Robotics Institute at Carnegie Mellon University. He helped start Near Earth Autonomy, near Pittsburgh, Pennsylvania. The company also develops eVTOL systems.

"If they cost $10 million, no one is going to buy them.   If they fly for 5 minutes, no one is going to buy them.   If they fall out of the sky…no one is going to buy them," he said.

SkyDrive's flying car began as a volunteer project in 2012. The project received financial support from top Japanese companies including carmaker Toyota, electronics company Panasonic and video-game developer Bandai Namco.

A demonstration flight three years ago did not go well. (2) the flying car has improved, and the project recently received additional support of $37 million, including money from the Development Bank of Japan.

The Japanese government has expressed support for the futuristic project, with a "road map" for business services by 2023.　The goal is to expand the flying car's (イ)commercial use by the 2030s.　(3)It also has noted possible uses for connecting faraway areas and providing transportation in disasters.

Experts compare the excitement about flying cars (3) the days when the *aviation industry got started with the Wright Brothers and the auto industry with the Ford Model T.

Lilium of Germany, Joby Aviation in California and Wisk, a joint business involving Boeing and the company Kitty Hawk, are also working on eVTOL projects.

A chief executive of Kitty Hawk said it took time for airplanes, cell phones and self-driving cars to win acceptance.

"But the time between technology and social adoption might be more compressed for eVTOL vehicles," he said.

[*注] vertical: positioned up and down　/　aviation: the flying or operation of an aircraft

問1　本文にタイトルをつけるとしたら、どれが最も適当か。①〜④の中から一つ選び、その番号をマークせよ。 1

① On Tokyo Sky Tree Construction
② The Differences between Airplanes and Helicopters
③ 'Flying Car' Test Successful for Japanese Company
④ An Antarctic Ice Offers the World's Clearest Views of the Night Sky

問2 本文中の下線部(ア)、(イ)の語の意味の説明として最も適当なものを①
〜④の中から一つ選び、その番号をマークせよ。

(1) 下線部(ア)<u>modest</u>　 2
　　① extraordinarily great in size, amount, or intensity
　　② having the quality of attracting
　　③ highly pleasing to the senses
　　④ not large or complicated

(2) 下線部(イ)<u>commercial</u>　 3
　　① apart or far off in time
　　② constant in effort to accomplish something
　　③ of or relating to agriculture
　　④ related to or used in the buying and selling of goods

問3 本文中の空欄(1)〜(3)に入る最も適当な語句を①〜④の中から
一つ選び、その番号をマークせよ。

(1) 空欄(1)　 4
　　① do away with　② make the most of　③ run into　④ take care of

(2) 空欄(2)　 5
　　① But　② Predictably　③ Therefore　④ Thus

(3) 空欄(3)　 6
　　① at　② of　③ off　④ to

問4　下線部(1)の[　]内の①〜⑤の語句を意味が通るように並べ替え、2番
目と4番目に来るものの番号をマークせよ。

(1) 2番目　 7

(2) 4番目　 8

問5 下線部(2), (3)の意味として最も適当なものを①〜④の中から一つ選び、
その番号をマークせよ。

(1) 下線部(2) 　9　

① バッテリーの大きさや航空交通管制などの問題は、それらを一般向け
に販売する前に解決された数少ない問題の中でもよく知られている
問題である

② バッテリーの大きさや航空交通管制などの問題とは別に、それらを一
般向けに販売する前に解決されるべき最も重要な問題が潜んでいる

③ それらを一般向けに販売する前に解決しなければならない主要な問
題の中には、バッテリーの大きさや航空交通管制などの問題がある

④ それらを公共交通機関を使って販売する前に解決しなければならな
い主要な問題の中には、バッテリーの大きさや航空交通管制や他の乗
り物の存在等がある

(2) 下線部(3) 　10　

① 日本政府は、災害時に遠方へ避難する際の利用方法についても、注意
書きを記している

② 日本政府は、災害に遭った遠方の地域同士を結ぶ密かな利用法につい
て記したノートも持っている

③ 日本政府は、遠方の地域を見つけたり、公共交通機関を提供したりす
るのに利用できる可能性についても言及している

④ 日本政府は、遠く離れた地域同士をつないだり、災害時の輸送手段を
提供したりするのに利用できる可能性についても言及している

【Ⅱ】次の問い（問1〜10）の英文中の空欄(　11　)〜(　20　)に入る
最も適当なものを①〜④の中から一つ選び、その番号をマークせよ。

問1 He got frustrated to the point (　11　) he couldn't even speak.
　　① how　② what　③ where　④ why

問2 She said that she didn't like sweets, (　12　) was surprising to me.
　　① when　② where　③ which　④ who

問3 Drowsy driving may cost (　13　) your life.
　　① to you　② you　③ you for　④ you to

問4 Nobody made an attempt (　14　) the poor man sitting on the park
　　bench.
　　① at help　② of helping　③ to help　④ with helping

問5 The management blamed the marketing team (　15　) the failure of
　　the product.
　　① for　② of　③ to　④ with

問6 He handed out an outline before every lecture, (　16　) it easier for
　　his students to follow along and take good notes.
　　① made　② make　③ makes　④ making

問7 He came down (　17　) a fever after he returned from his long busi-
　　ness trip.
　　① of　② to　③ up　④ with

問8 The person (　18　) baggage was lost never contacted the police
　　about it.
　　① that　② which　③ who　④ whose

問9 That's all (　19　) I know about the political situation at this point.
　　① how　② that　③ where　④ why

問 10 Six (　20　) 20 students answered the question correctly.
　　① from　② more than　③ out of　④ within

【Ⅲ】 次の問い（問 1〜5）の英文 A)、B)の(　　)には同じ語が入る。最
　　　も適当なものを①〜④の中から一つ選び、その番号をマークせよ。

問 1　　21
　A) He opened the window to let in some fresh (　　).
　B) I'm afraid my travel plans are up in the (　　). I'm not sure
　　　whether I can go or not.
　　　① air　② breeze　③ leaf　④ sky

問 2　　22
　A) Jane (　　)ed off the child's crayon marks from the TV screen.
　B) You should come (　　) and admit that you made the mistake.
　　　① clean　② clear　③ fresh　④ wash

問 3　　23
　A) The United Nations brought the two sides to (　　), thus avoiding
　　　a war.
　B) Replacing all the printers is difficult to justify in (　　) of cost.
　　　① agreements　② conditions　③ periods　④ terms

問 4　　24
　A) The scientists (　　)d that this phenomenon was associated with
　　　global warming.
　B) The game will continue only when the two teams agree to (　　)
　　　the rules.
　　　① examine　② inquire　③ investigate　④ observe

問 5 | 25 |

   A) Wait until the water is ( )ing well before putting in the spaghetti.

   B) Centuries of argument over religion ( )s down to the following question: Does God exist?

     ① boil ② burn ③ cook ④ heat

【IV】次の問い（問 1〜3）の二つの英文 A)、B)がほぼ同じ意味になるように、[ ]に入る最も適当なものを①〜④の中から一つ選び、その番号をマークせよ。

問 1 | 26 |

   A) My father was formerly a police detective.

   B) My father [① used to ② used to be ③ was used to be ④ used to being] a police detective.

問 2 | 27 |

   A) The church put on a charity show for some underprivileged children.

   B) The church [① held ② minded ③ preferred ④ removed] a charity show for some underprivileged children.

問 3 | 28 |

   A) He is wanting in sincerity and so is not trusted by others.

   B) He is [① lacking ② expecting ③ adding ④ demanding] in sincerity and so is not trusted by others.

【Ⅴ】 次の問い（問1〜3）の日本語の文の意味に合うように[　　　]内の語句を並べ替えて意味の通る英文を作り、空欄(29)〜(34)に入る最も適当なものを一つ選び、その番号をマークせよ。

問1 受験生の安全と心の平穏を守るために、特別な注意が払われるべきである。

Special care (　　　) (　　　) (29) (　　　) (　　　) (30) (　　　) (　　　) of mind of test takers.

[① and ② be ③ ensure ④ given ⑤ peace ⑥ should
⑦ the safety ⑧ to]

問2 世界が行き詰まり、ウイルスがさらに広がるのを防ごうと多くの国が都市を閉鎖している中で、そのウイルスはわたしたちの生活の方法を変えてしまった。

The virus has changed the way we live, as the world (　　　) (　　　) (31) and many countries lock down their cities to (　　　) (　　　) (32) (　　　) further.

[① a standstill ② comes ③ from ④ spreading ⑤ stop
⑥ the virus ⑦ to]

問3 学校は、遠隔オンライン学習を導入して、子供たちが勉強を続けるのを助けるようになってきている。ところが、一部の国々では、これらの課程からの恩恵を受けるのに必要なパソコンやインターネット回線を子供たちが所有していない。

Schools have introduced remote online learning to (　　　) (　　　) (　　　) (33) (　　　). But in some countries, children (　　　) (　　　) (34) (　　　) to benefit from these programs.

[① children ② continue ③ help ④ lack ⑤ needed
⑥ or internet connection ⑦ study ⑧ the computers ⑨ to]

化 学

問題
（50分）

3年度

必要ならば，つぎの数値を用いなさい。

原子量：H＝1，C＝12，O＝16，Na＝23，Mg＝24，K＝39

アボガドロ定数：N_A＝6.02×10²³/mol，水 H_2O のイオン積：K_W＝1.0×10⁻¹⁴ (mol/L)² （25 ℃）

$\log_{10} 2$＝0.30，$\log_{10} 3$＝0.48

なお，気体はすべて理想気体であるものとし，その標準状態（0 ℃，1.013×10⁵ Pa）における体積は 22.4 L/mol とする。

【 I 】 以下の問いに答えよ。

問1 つぎの物質のうち，化合物であるものの正しい組合せはどれか。

a エタノール

b 塩酸

c 砂糖水

d 石油

e ドライアイス

① (a, b) ② (a, c) ③ (a, d) ④ (a, e) ⑤ (b, c)
⑥ (b, d) ⑦ (b, e) ⑧ (c, d) ⑨ (c, e) ⑩ (d, e)

問2 つぎの混合物から（　）の物質を分離する最も適切な操作方法として，正しい組合せはどれか。

	混合物 （分離する物質）	操作方法
a	少量の塩化ナトリウムを含んだ硝酸カリウムの結晶を溶かした水溶液（硝酸カリウム）	蒸留
b	液体空気（酸素）	分留
c	食塩水（水）	抽出
d	砂金の混じった海水（砂金）	再結晶
e	少量の黒鉛が混じったヨウ素（ヨウ素）	昇華

① (a, b) ② (a, c) ③ (a, d) ④ (a, e) ⑤ (b, c)
⑥ (b, d) ⑦ (b, e) ⑧ (c, d) ⑨ (c, e) ⑩ (d, e)

問3 つぎの物質のうち，単体であるものの正しい組合せはどれか。

    a アンモニア
    b オゾン
    c 水酸化ナトリウム
    d ダイヤモンド
    e ミョウバン

  ① (a, b)   ② (a, c)   ③ (a, d)   ④ (a, e)   ⑤ (b, c)
  ⑥ (b, d)   ⑦ (b, e)   ⑧ (c, d)   ⑨ (c, e)   ⑩ (d, e)

問4 つぎの物質の組合せのうち，互いに同素体であるものの正しい組合せはどれか。

    a 塩素とヨウ素
    b 一酸化炭素と二酸化炭素
    c 単斜硫黄とゴム状硫黄
    d 黒鉛とフラーレン
    e 水と氷

  ① (a, b)   ② (a, c)   ③ (a, d)   ④ (a, e)   ⑤ (b, c)
  ⑥ (b, d)   ⑦ (b, e)   ⑧ (c, d)   ⑨ (c, e)   ⑩ (d, e)

問5 ある水溶液を白金線の先につけて，ガスバーナーの外炎に入れると炎が深赤色（紅色）を示した。この水溶液中に含まれる成分元素として正しいものはどれか。

  ① ナトリウム Na   ② カリウム K   ③ カルシウム Ca
  ④ ストロンチウム Sr   ⑤ バリウム Ba   ⑥ 銅 Cu

問6 水の沸点を 1.013×10^5 Pa で 100 ℃ としたとき，これは絶対温度で何 K か。最も近い値はどれか。

  ① −373   ② −273   ③ −173   ④ −73   ⑤ 0
  ⑥ 73   ⑦ 173   ⑧ 273   ⑨ 373   ⑩ 1000

問7　つぎの変化のうち，化学変化を表しているものの正しい組合せはどれか。

- a　塩化ナトリウムが水に溶解する。
- b　ドライアイスが気体になる。
- c　鉄がさびる。
- d　水が氷になる。
- e　水を電気分解すると水素と酸素が生じる。

① (a, b)　　② (a, c)　　③ (a, d)　　④ (a, e)　　⑤ (b, c)

⑥ (b, d)　　⑦ (b, e)　　⑧ (c, d)　　⑨ (c, e)　　⑩ (d, e)

【Ⅱ】 以下の問いに答えよ。

問8 つぎの記述のうち，正しいものの組合せはどれか。

a オキソニウムイオン H_3O^+ と水酸化物イオン OH^- は，いずれも pH 7 の水溶液中には存在しない。

b ブレンステッド・ローリーの定義によると，水素イオン H^+ を相手から受け取る物質が酸である。

c 水の電離は，中和反応の逆反応と見なすこともできるので，吸熱反応である。

d 酸・塩基の強弱は，それらの価数の大小とは無関係である。

e 水のイオン積 K_W は，温度が高くなるほど小さくなる。

① (a, b)　　② (a, c)　　③ (a, d)　　④ (a, e)　　⑤ (b, c)

⑥ (b, d)　　⑦ (b, e)　　⑧ (c, d)　　⑨ (c, e)　　⑩ (d, e)

問9 陽イオンと陰イオンの総数が 3.66×10^{24} 個の水酸化マグネシウムの質量は何 g か。最も近い値はどれか。

① 110　　② 118　　③ 125　　④ 152　　⑤ 176

⑥ 228　　⑦ 249　　⑧ 353　　⑨ 456　　⑩ 832

問 10〜14　モル濃度が　ア　mol / L の酢酸 CH_3COOH 水溶液 20 mL をコニカルビーカーに入れ，指示薬　イ　を加えた。そこに 5.0×10^{-2} mol / L の水酸化カリウム KOH 水溶液を，ビュレットを使って滴下して中和滴定を行ったところ，中和点にいたるまで 16 mL を要した。以下の問いに答えよ。ただし，中和滴定は 25 ℃ で行ったものとする。

問 10　中和滴定と実験操作についての記述のうち，正しいものの組合せはどれか。

a　酢酸水溶液は同じ温度であれば，濃度の大きい方が電離度も大きくなる。

b　この実験における中和反応では，酢酸カリウムと水ができる。

c　ビュレットを純水で洗浄したのち，水が残ったまま実験してよい。

d　この実験で得られる滴定曲線では，中和点付近での水溶液の pH が急激に変化する。

①　(a, b)　　②　(a, c)　　③　(a, d)　　④　(b, c)　　⑤　(b, d)　　⑥　(c, d)

問 11　イ　に入る指示薬名，中和点付近での指示薬の色の変化，中和点での水溶液の液性として，正しいものの組合せはどれか。

	指示薬名	色の変化	中和点での液性
①	フェノールフタレイン	赤色から無色	塩基性
②	フェノールフタレイン	赤色から無色	中性
③	フェノールフタレイン	無色から赤色	塩基性
④	フェノールフタレイン	無色から赤色	酸性
⑤	フェノールフタレイン	無色から赤色	中性
⑥	メチルオレンジ	赤色から黄色	塩基性
⑦	メチルオレンジ	赤色から黄色	酸性
⑧	メチルオレンジ	赤色から黄色	中性
⑨	メチルオレンジ	黄色から赤色	塩基性
⑩	メチルオレンジ	黄色から赤色	酸性

問 12 酢酸水溶液のモル濃度 ア mol / L として，最も近い値はどれか。

① 4.0×10^{-2} ② 8.0×10^{-2} ③ 1.2×10^{-1} ④ 2.4×10^{-1} ⑤ 4.0×10^{-1}

⑥ 6.4×10^{-1} ⑦ 8.0×10^{-1} ⑧ 1.2 ⑨ 2.4 ⑩ 4.0

問 13 モル濃度が ア mol / L の酢酸水溶液の pH として，最も近い値はどれか。ただし，この酢酸の電離度を 2.5×10^{-2} とする。

① 1.0 ② 1.3 ③ 1.7 ④ 2.0 ⑤ 2.3

⑥ 2.7 ⑦ 3.0 ⑧ 3.3 ⑨ 3.7 ⑩ 4.0

問 14 モル濃度が 5.0×10^{-2} mol / L の水酸化カリウム水溶液の pH として，最も近い値はどれか。ただし，水酸化カリウムの電離度は 1.0 であり，水溶液の温度は 25 ℃ とする。

① 10.0 ② 10.5 ③ 11.2 ④ 11.8 ⑤ 12.0

⑥ 12.3 ⑦ 12.7 ⑧ 13.3 ⑨ 13.7 ⑩ 14.0

【Ⅲ】 つぎの文章を読んで，以下の問いに答えよ。

　一定量の気体の体積 V は圧力 p に反比例し，絶対温度 T に比例する。これをボイル・シャルルの法則と呼ぶ。

$$V = c\frac{T}{p} \quad (c \text{ は定数}) \cdots\cdots\cdots (1)$$

　一方，1 mol あたりの気体の体積 v〔L/mol〕は，0℃，1.013×10^5 Pa で 22.4 L/mol になる。これらの値をボイル・シャルルの法則の (1) 式に代入して，定数 c を求めると次のようになる。

$$c = \frac{pv}{T} \fallingdotseq 8.31 \times 10^3 \frac{\text{Pa} \cdot \text{L}}{\text{K} \cdot \text{mol}} \cdots\cdots (2)$$

　この c の値は，気体 1 mol について，その種類，圧力，体積および温度に関係なく一定であるので，これを気体定数といい，記号 R で表す。気体定数 R を用いて (2) 式を表すと (3) 式が得られる。

$$pv = RT \cdots\cdots\cdots\cdots\cdots (3)$$

　さらにアボガドロの法則から，同温・同圧の気体の体積 V は，その物質量 n〔mol〕に比例し，1 mol あたりの気体の体積 v の n 倍である。これを (3) 式に代入すると，つぎの気体の状態方程式 (4) 式が導かれる。

$$pV = nRT \cdots\cdots\cdots\cdots\cdots (4)$$

　(4) 式を用いると，圧力 p，体積 V，質量 m および温度 T の値がわかれば，モル質量 M〔g/mol〕を算出できるので，気体の分子量がわかる。また，気体の質量 m〔g〕は気体の密度 ρ〔g/L〕と気体の体積 V〔L〕から，$m = \rho V$ と表すことができるので，圧力，温度，密度の値からも分子量が求められる。

問15 つぎの記述のうち，正しいものはどれか。

a 圧力を一定に保ったまま温度を絶対零度0Kに近づけると，理想気体の体積は限りなく0（ゼロ）に近づく。

b 理想気体は，分子間力や分子自身の大きさが存在する仮想の気体である。

c 実際に存在する気体は，一般に，高温・低圧ほど理想気体に近いふるまいをする。

① aのみ ② bのみ ③ cのみ ④ (a, b) ⑤ (a, c) ⑥ (b, c)

問16 (4) 式の気体の状態方程式について，（ア）と（イ）の関係を表すグラフとして，正しい組合せはどれか。

（ア）圧力 p と体積 V が一定のときの物質量 n (x) と絶対温度 T (y) の関係を示すグラフ

（イ）物質量 n と体積 V が一定のときの圧力 p (x) と絶対温度 T (y) の関係を示すグラフ

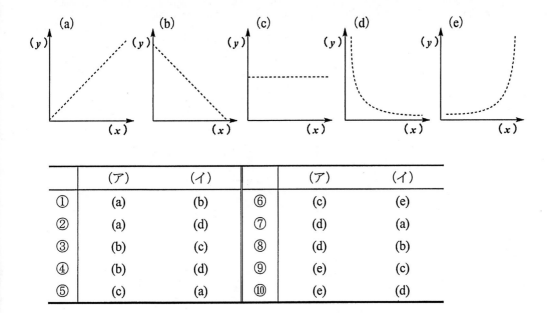

	（ア）	（イ）		（ア）	（イ）
①	(a)	(b)	⑥	(c)	(e)
②	(a)	(d)	⑦	(d)	(a)
③	(b)	(c)	⑧	(d)	(b)
④	(b)	(d)	⑨	(e)	(c)
⑤	(c)	(a)	⑩	(e)	(d)

問17 ある揮発性物質 B 4.8 g を完全に気体にしたところ，77 ℃，1.0×10^5 Pa において，体積は 2.4 L であった。この物質 B の分子量はいくつか。最も近い値はどれか。

① 17 　　　② 28 　　　③ 30 　　　④ 34

⑤ 44 　　　⑥ 46 　　　⑦ 58 　　　⑧ 71

問18 ある揮発性物質 C を完全に気体にしたところ，その蒸気の密度は 87 ℃，6.0×10^4 Pa で 1.77 g/L であった。この物質 C の分子量はいくつか。最も近い値はどれか。

① 32 　　　② 46 　　　③ 58 　　　④ 60

⑤ 72 　　　⑥ 74 　　　⑦ 80 　　　⑧ 88

問19 二酸化炭素 CO_2 と酸素 O_2 からなる混合気体の密度は，標準状態で 1.83 g/L であった。このとき，CO_2 と O_2 の物質量の比（$CO_2 : O_2$）として正しいものはどれか。

① (5 : 1) 　　　② (4 : 1) 　　　③ (3 : 1) 　　　④ (2 : 1)

⑤ (1 : 1) 　　　⑥ (1 : 2) 　　　⑦ (1 : 3) 　　　⑧ (1 : 4)

【IV】　炭素，水素および酸素からなるベンゼン環をもつ化合物 A ～ D について，(1) ～ (5) の実験結果を得た。以下の問いに答えよ。

実験結果 (1)　化合物 A は水に少し溶けて弱酸性を示し，その水溶液に塩化鉄 (III) 水溶液を加えると紫色を呈した。

実験結果 (2)　ベンゼンスルホン酸ナトリウムを固体の水酸化ナトリウムと共に 300 ℃ でアルカリ融解させた後，酸性にすると化合物 A を生じた。

実験結果 (3)　化合物 A に無水酢酸を反応させると，化合物 B が得られた。

実験結果 (4)　化合物 A と水酸化ナトリウム水溶液の反応によって生じた塩に，高温・高圧で二酸化炭素を反応させたのちに酸性にすると，化合物 C が得られた。

実験結果 (5)　化合物 C にメタノールと少量の濃硫酸 (触媒) を反応させると，消炎鎮痛剤として外用塗布薬に用いられる化合物 D を生じた。

問20　化合物 A はつぎのどれか。

① アニリン　② フェノール　③ ニトロベンゼン
④ 安息香酸　⑤ トルエン　⑥ サリチル酸

問21　下線部の反応は何とよばれているか。

① ジアゾ化　② ニトロ化　③ アセチル化
④ スルホン化　⑤ けん化　⑥ アミノ化

問22　化合物 C において，ベンゼン環に結合した官能基の位置の違いによる構造異性体は化合物 C を含めいくつあるか。

① 2　② 3　③ 4　④ 5　⑤ 6　⑥ 7

問23　化合物 A ～ D のうち，炭酸水素ナトリウム水溶液と反応して塩をつくり溶解するものはどれか。

① A のみ　② B のみ　③ C のみ　④ D のみ
⑤ A と B　⑥ A と D　⑦ B と C　⑧ C と D

問24　化合物Bの構造式はどれか。

問25　化合物Dの構造式はどれか。

【問24, 25の解答群】

①

⟨benzene⟩OCOCH₃

②

⟨benzene⟩COOCH₃

③

⟨benzene⟩NHCOCH₃

④

⟨benzene⟩COCH₃

⑤

⟨benzene⟩CH₂COCH₃

⑥

⟨benzene⟩COOH

⑦

⟨benzene⟩OH, COOH

⑧

⟨benzene⟩OCOCH₃, COOH

⑨

⟨benzene⟩OH, COOCH₃

英　語

解答

3年度

Ⅰ

問1

〔解答〕

③

〔出題者が求めたポイント〕

題名選択

〔解答のプロセス〕

本文の主題は、第一、二段落に示されているように、「空飛ぶ車」という人類の夢を実現する日本企業の話なので、③「日本企業が空飛ぶ車の実験に成功」が正解。

問2

〔解答〕

(1)　④

(2)　④

〔出題者が求めたポイント〕

下線部言い換え（英語）

〔解答のプロセス〕

(1)　modest「(質・程度などが)あまり大きくない」＝④「大きくなく複雑でもない」

(2)　commercial「商業の、営利的な」＝④「商品の売買に関わる、または用いられる」

問3

〔解答〕

(1)　①

(2)　①

(3)　④

〔出題者が求めたポイント〕

空所補充（語彙・文脈）

〔解答のプロセス〕

(1)　do away with ~「～を取り除く」

(2)　前文の did not go well と後文の has improved の対比なので、逆接関係。

(3)　compare A to B「A を B に例える」

問4

〔解答〕

(1)　③

(2)　⑤

〔出題者が求めたポイント〕

語句整序

〔解答のプロセス〕

完成した文章

("Of the world's more than 100 flying car projects, only a) handful has succeeded with a person o board"

a handful「少量、少数」、元の形は a handful of the world's more than 100 flying car projects「百社以上ある世界の飛行プロジェクトのごく少数が」、with a person on board「人を乗せた状態で」with+(目的語)+(補語)の

付帯状況を表す構文

問5

〔解答〕

(1)　③

(2)　④

〔出題者が求めたポイント〕

下線部言い換え（日本語）

〔解答のプロセス〕

(1)　be among ~「～の中にある」、to overcome before selling them to the public が直前の the main problems を修飾している「それらを一般向けに販売する前に克服すべき主要な問題」

(2)　note ~「～に特に言及する」、possible uses for ~「～のための可能な利用法 → ～に利用できる可能性」、connecting faraway areas「遠く離れた地域を結び付けること」、providing transportation in disaster「災害における輸送手段を提供すること」

〔全文訳〕

　空飛ぶ車を人は長いこと夢見てきた。

日本の SkyDrive 社はそのような乗り物の有人飛行の実験を行い、ささやかではあるが成功した。これは世界中にある、車を飛ばすプロジェクトの一つに過ぎない。

　記者に見せたビデオの中で、プロペラ付きのオートバイのような乗り物は地面から2メートルの高さまで上昇した。それは保護された場所の中を4分間にわたって円を描いて飛んだ。

　この空飛ぶ乗り物を 2030 年までには実用化したいと、SkyDrive 社の代表は言った。しかし、安全性についても彼は言及した。「100 社以上ある世界の飛行プロジェクトのうち、成功したのはごく少数だけです。」と彼は AP 通信社に語った。

　「多くの人がこれに乗りたいと思い、そして安全だと感じてほしいと思います。」

　現在までのところ、この乗り物の飛行時間は5～10分に過ぎないが、30 分まで延びれば、もっと大きな可能性が開けてくる。たとえば、中国のような場所への輸出の可能性である。

　飛行機やヘリコプターと違い、eVTOL（電動垂直離着陸機）は、一般的に、場所から場所へのピンポイントでの素早い移動を可能にする。飛行場や交通渋滞や操縦士の費用に対処する必要がなくなる可能性がある。そのような乗り物は操縦士なしで飛べるからだ。

　それらを一般向けに販売する前に解決しなければならない主要な問題の中には、バッテリーの大きさや航空交通管制などの問題がある。

　「やるべきことがたくさんあります」と、カーネギーメロン大学ロボット工学研究所の教授は言った。彼はペンシルベニア州ピッツバーグの Near Earth Autonomy 社の立ち上げを手伝った。この会社もまた eVTOL の開発会社である。

「もしそれらが1000万ドルしたら、誰も買わないでしょう。飛行時間が5分間でも、買う人はいないでしょう。」と彼は言った。

SkyDrive社による空飛ぶ車は、2012年ボランティアプロジェクトとして始まった。そのプロジェクトは、自動車会社のトヨタ、電子関連会社のパナソニック、ビデオゲーム製作会社のバンダイナムコなどの日本企業から財政支援を受けた。

3年前の飛行実験はうまくいかなかった。しかし、その後空飛ぶ車の技術は向上し、プロジェクトは日本政策投資銀行などから、3700万ドルの追加の資金援助を得た。

日本政府は、2030年代までのビジネスサービスのための「ロードマップ」で、その未来計画への支援を表明している。

目標は、2030年代までの空飛ぶ車の営利的使用の拡大である。日本政府は、遠く離れた地域同士をつないだり、災害時の輸送手段を提供したりするのに利用できる可能性についても言及している。

専門家はそれらの空飛ぶ車に関する興奮をライト兄弟から始まった航空業やフォードTモデルに始まる自動車産業に例えている。

ドイツのLilium社、カリフォルニアのJoby Aviation社、そしてWisk社(ボーイング社とキティ・ホーク社を含む共同事業)もまたeVTOLに取り組んでいる。飛行機、携帯電話、自動運転の車も受け入れられるまでは時間がかかったと、キティ・ホーク社のCEOは言った。

「しかし、技術を人々が受け入れるまでの時間は、eVTOLにとってずっと縮まっている。」と言った。

Ⅱ
〔解答〕
問1 ③
問2 ③
問3 ②
問4 ③
問5 ①
問6 ④
問7 ④
問8 ④
問9 ②
問10 ③
〔出題者が求めたポイント〕
文法語法・語彙(選択)
〔解答のプロセス〕
問1 to the point where ~「(結果として)〜な点に至る」whereはthe pointを先行詞とする関係副詞
問2 ( )+V~ の形から、空所に主格の関係代名詞が入り、先行詞が前文(She ~ sweets)なので非制限用法のwhich
問3 第四文型動詞costの語法は、cost + somebody + life「(人)から(命)を奪う」

問4 make an attempt to (V) ~「〜しようと(努力)する」
問5 blame A for B「AをB(の理由)で非難する」
問6 He ~ lecture, ( ) ... 空所の前の部分が完全文になっているので、空所以下の部分は副詞な働きをする分詞構文
問7 come down with ~「(病気など)にかかる」
問8 ( )の直後に無冠詞の名詞がきているので、所有格。the person whose baggage was lost「荷物を失くした人」
問9 knowの目的語がない不完全文なので、allを先行詞とする関係代名詞that、That's all that I know about ~「〜について私が知っているのはそれだけだ」
問10 six out of 20「20のうちの6つ」

Ⅲ
〔解答〕
(1) ①
(2) ①
(3) ④
(4) ④
(5) ①
〔出題者が求めたポイント〕
共通語句選択
〔解答のプロセス〕
(1) B) up in the air「未決定で」
(2) A) clean off A from B「BからAをとる、除く」
B) come clean「真実を話す、白状する」
(3) A) bring ~ to terms「〜を仲直りさせる、折り合いをつけさせる」
B) in terms of ~「〜の観点から、」
(4) A) observe that ~「〜だと述べる」
B) observe the rules「規則を遵守する」
(5) A) boil「(水が)沸騰する」
B) boil down to ~「〜に帰着する、結局〜ということになる」

Ⅳ
〔解答〕
(1) ②
(2) ①
(3) ①
〔出題者が求めたポイント〕
同意文完成
〔解答のプロセス〕
(1) A) formerly「以前は」、B) used to (V) ~「以前は〜だった」
(2) A) put on ~「〜を催す」、B) hold「〜を催す」
(3) A) be wanting in ~「〜に欠けている」、B) be lacking in ~「〜に欠けている」

V

〔解答〕

問1　④-⑦

問2　①-③

問3　⑨-⑥

〔出題者が求めたポイント〕

整序問題(語句)

〔解答のプロセス〕

問1　(Special care) should be given to ensure the safety and peace (of mind of test takers).

give care (to ~)「(~に)気を配る」、ensure ~「~を守る」、peace of mind「心の安らぎ」

問2　(The virus has changed the way we live, as the world) comes to a standstill (and many countries lock down their cities to) stop the virus from spreading (further).

come to a standstill「行き詰る」、stop + O + from (V)ing「O が~するのを妨げる」

問3　(Schools have introduced remote online learning to) help children continue to study. (But in some countries, children) lack the computers or internet connection needed (to benefit from these programs).

help + O + (V) ~「O が~するのを助ける」、continue to ~「~し続ける」、lack ~「~を欠いている」

化 学

解答

3年度

Ⅰ

〔解答〕

問1　④

問2　⑦

問3　⑥

問4　⑧

問5　④

問6　⑨

問7　⑨

〔出題者が求めたポイント〕

化合物と混合物，混合物の分離，単体，同素体，炎色反応，絶対温度，化学変化

〔解答のプロセス〕

問1　何種類かの物質が混ざっている物質を混合物といい，ほかの物質が混ざっていない物質を純物質という。純物質のうち，1種類の元素から構成されている物質を単体，2種類以上の元素からできている物質を化合物という。

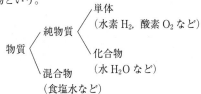

塩酸，砂糖水のような水溶液は混合物である。ガソリンや灯油，軽油や重油といった石油系は混合物である。

問2　混合物の分離方法には次のものがある。

分離方法	操作
ろ過	ろ紙などを用いて，固体が混じっている液体を固体と液体に分離する操作。
蒸留	液体とほかの物質の混合物を加熱して沸騰させ，生じた蒸気を冷却することにより，もとの溶液から液体を分離する操作。
分留	2種類以上の液体の混合物を，蒸留によって各成分に分離する操作。
昇華	昇華しやすい物質を含む固体の混合物を加熱し，分離・精製する方法。
抽出	混合物に特定の溶媒を加えて，目的物質だけを溶かし出して分離する操作。
再結晶	溶媒に溶解する物質の量が温度によって異なることを利用し，固体物質に含まれる少量の不純物を除いて目的となる物質の結晶を得る操作。
ペーパークロマトグラフィー	混合物が溶媒とともにろ紙上を移動するとき，物質による吸着力の違いで移動速度が異なることを利用して混合物を各成分に分離する操作。

問3　ダイヤモンドはCのみからなる単体，オゾンの化学式はO_3なので，Oのみからなる単体である。なお，ミョウバンは$AlK(SO_4)_2 \cdot 12H_2O$であらわされ，硫酸アルミニウムと硫酸カリウムの混合水溶液を濃縮することで得られる。

問4　同素体とは，同じ元素の単体で性質の異なる物質でS，C，O，Pなどに存在する。

問5　主な元素の炎色反応は次のとおりである。

　　Li(赤)，Na(黄)，K(赤紫)，Cu(青緑)，Ca(橙赤)，

　　Sr(紅)，Ba(黄緑)

問6　絶対温度T〔K〕＝セルシウス温度t〔℃〕＋273

問7　化学変化(化学反応)とは，物質の種類が変わる変化のことで，物理変化とは，物質そのものは変化せず，物質の状態だけが変わる変化のことである。cは鉄が酸化されて別の物質に，eは水が水素と酸素に分解される。

Ⅱ

〔解答〕

問8　⑧

問9　②

問10　⑤

問11　③

問12　①

問13　⑦

問14　⑦

〔出題者が求めたポイント〕

酸と塩基の性質，ルシャトリエの原理，物質量，中和の量的関係，弱酸のpH，強塩基のpH

〔解答のプロセス〕

問8　a　(誤)pH7の水溶液は$[H^+]＝[OH^-]$の水溶液である。

　　b　(誤)ブレンステッド・ローリーの定義では，H^+を与える分子やイオンを酸と定義し，H^+を受け取る分子やイオンを塩基と定義している。

　　c　(正)中和熱は発熱反応であるため，

　　　$H^+ + OH^- ＝ H_2O(液) ＋ 56 kJ$

　　とあらわせる。つまり，逆反応の水の電離は吸熱反応である。

　　d　(正)価数では決まらない。

　　e　(誤)cより，水の電離は吸熱反応である。ルシャトリエの原理より，温度を高くすると，温度を下げる吸熱の方向(電離の方向)に平衡が移動するためK_wの値は大きくなる。

問9　水酸化マグネシウム$Mg(OH)_2$1個はMg^{2+}1個とOH^-2個から構成される。つまり，イオンの総数を3分の1倍した個数が$Mg(OH)_2$の個数である。よって，1.22×10^{24}個の$Mg(OH)_2$の質量(モル質量58 g/mol)を求めればよい。

$$\frac{1.22 \times 10^{24}}{6.02 \times 10^{23}} \times 58 = 117.54 \, g$$

問 10 ～問 14　CH_3COOH の濃度を $c \, [mol/L]$，電離度を $\alpha \, (\alpha < 1)$ とすると，

	CH_3COOH	$\rightleftharpoons$ CH_3COO^-	$+$ H^+
電離前	c	0	0
変化量	$-c\alpha$	$+c\alpha$	$+c\alpha$
電離平衡時	$c(1-\alpha)$	$c\alpha$	$c\alpha$

$$K_a = \frac{[CH_3COOH^-][H^+]}{[CH_3COOH]} = \frac{(c\alpha)^2}{c(1-\alpha)} \fallingdotseq c\alpha^2$$

$$\alpha = \sqrt{\frac{K_a}{c}} \quad \cdots ①$$

$$[H^+] = c\alpha = \sqrt{cK_a} \quad \cdots ②$$

問 10　a　(誤)上記①の式より，電離定数 K_a は一定なので，濃度が小さいほど，電離度は大きくなる。

c　(誤)ホールピペットやビュレットに水が残っていると濃度が変わってしまい，正確な測定ができなくなってしまうので共洗いを行う。コニカルビーカーやメスフラスコでは水が残っていても物質量は変わらないので，水が残ったまま用いてもよい。

問 11　弱酸と強塩基の中和滴定なので，中和点は塩基性側に偏る。よって，指示薬は，変色域を塩基性側にもつフェノールフタレインを用いる。

問 12　酢酸のモル濃度を $x \, [mol/L]$ とおく。中和の量的関係より，次の式が成り立つ。

$$x \times \frac{20}{1000} \times 1 = 5.0 \times 10^{-2} \times \frac{16}{1000} \times 1$$

$$x = 4.0 \times 10^{-2} \, mol/L$$

問 13　$[H^+] = $ 価数 × モル濃度 × 電離度に代入する。

$$[H^+] = 1 \times 4.0 \times 10^{-2} \times 2.5 \times 10^{-2} = 10^{-3}$$

$$pH = -\log_{10}[H^+] = 3.0$$

問 14　$[OH^-] = $ 価数 × モル濃度 × 電離度に代入する。

$$[OH^-] = 1 \times 5.0 \times 10^{-2} \times 1 = 5.0 \times 10^{-2}$$

$$pOH = -\log_{10}[OH^-] = 2 - \log_{10}\frac{10}{2}$$

$$= 2 - (1 - \log_{10}2) = 1.3$$

25℃では，$pH + pOH = 14$ より，$pH = 12.7$

Ⅲ

〔解答〕

問 15　⑤
問 16　⑦
問 17　⑦
問 18　⑧
問 19　③

〔出題者が求めたポイント〕

理想気体と実在気体，気体の状態方程式，密度，平均分子量

〔解答のプロセス〕

問 15　b　(誤)理想気体は，分子自身の大きさがなく，分子間力がはたらかないと考えた仮想的な気体のこと

である。

c　(正)高温・低圧条件で理想気体に近いふるまいをする。

問 16　$pV = nRT$ の式を変形する。

$$(ア) \quad T = \frac{pV}{R} \times \frac{1}{n}$$

$\frac{pV}{R}$ は定数とみなすことができるので，n と T には反比例の関係がある。

$$(イ) \quad T = \frac{V}{nR} \times p$$

$\frac{V}{nR}$ は定数とみなすことができるので，p と T には比例の関係がある。

問 17　分子量を M とおく。気体の状態方程式に代入すると次の式が成り立つ。

$$1.0 \times 10^5 \times 2.4 = \frac{4.8}{M} \times 8.31 \times 10^3 \times (77 + 273)$$

$$M = 58.17$$

問 18　分子量を M とおく。密度が $1.77 \, g/L$ なので $1 \, L$ の質量が $1.77 \, g$ である。これらを気体の状態方程式に代入すると次の式が成り立つ。

$$6.0 \times 10^4 \times 1.0 = \frac{1.77}{M} \times 8.31 \times 10^3 \times (87 + 273)$$

$$M = 88.25$$

問 19　混合気体の体積 $22.4 \, L$ の質量は $1.83 \times 22.4 = 40.992 \, g$ である。CO_2 と O_2 の物質量の比を $1 : x$ とすると，次の式が成り立つ〔$22.4 \, L (1 \, mol)$ で考えているので，質量は分子量とみなすことができる〕。

$$44 \times \frac{1}{1+x} + 32 \times \frac{x}{1+x} = 40.992$$

$$x = 0.33$$

よって，$1 : 0.33 \fallingdotseq 3 : 1$

Ⅳ

〔解答〕

問 20　②
問 21　③
問 22　②
問 23　③
問 24　①
問 25　⑨

〔出題者が求めたポイント〕

フェノールの合成，サリチル酸の合成，サリチル酸メチル

〔解答のプロセス〕

問 20　ベンゼンからベンゼンスルホン酸を経由してフェノールを合成する方法は次のとおりである。

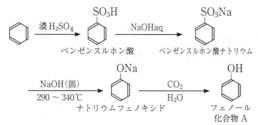

よって，化合物 A はフェノールである。

問21 実験結果(3)では次の反応が起こる。なお，網掛け部分をアセチル基といい，この反応は，アセチル基が導入されているのでアセチル化である。

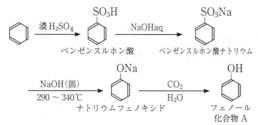

問22 実験結果(4)では次の反応が起こり，サリチル酸が得られる。

官能基の位置が o 位，m 位，p 位の位置によって3種類の構造異性体が考えられる。

問23 実験結果(5)では次の反応が起こり，サリチル酸メチルが得られる。

酸の強さは，「硫酸・塩酸・スルホン酸 ＞ カルボン酸 ＞炭酸 ＞ フェノール類」である。強い酸のほうが塩になるので，炭酸よりも強い酸であるカルボン酸が炭酸水素ナトリウムと反応する。よって，炭酸水素ナトリウムと反応して塩をつくるものは，カルボキシ基をもつ化合物 C のみである。

東北医科薬科大学　入学試験　解答用紙

外国語

氏名、フリガナを記入しなさい

フリガナ

氏名

受験番号を記入し、さらにその下のマーク欄にマークしなさい

受験番号

万 千 百 十 一

マーク例
良い例 ● 　悪い例

【注意事項】
1. 訂正は、消しゴムできれいに消し、消しくずを残してはいけません。
2. 所定欄以外にはマークしたり、記入したりしてはいけません。
3. 汚したり、折り曲げたりしてはいけません。

この解答用紙は120%に拡大すると、ほぼ実物大になります。

氏名，フリガナを記入しなさい

フリガナ

氏名

受験番号を記入し，さらにその下の
マーク欄にマークしなさい

受験番号

	万	千	百	十	一

東北医科薬科大学　入学試験　解答用紙

数学

マーク例

良い例	悪い例
●	⊘ ◐ ✕

注意 1. 訂正は，消しゴムできれいに消し，消しくずを残してはいけません。
　　 2. 所定欄以外にはマークしたり，記入したりしてはいけません。
　　 3. 汚したり，折り曲げたりしてはいけません。

この解答用紙は 120％に拡大すると，ほぼ実物大になります

東北医科薬科大学　入学試験　解答用紙

理　科

氏名、フリガナを記入しなさい

フリガナ

氏名

受験番号を記入し、さらにその下の
マーク欄にマークしなさい

受験番号

	万	千	百	十	一

解答科目欄

物	化	生
理	学	物
○	○	○

1科目だけマークしなさい。
解答科目欄が無マーク又は複数マークの場合は0点となります。

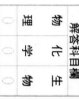

マーク例

良い例	悪い例
●	⊙ ● Ⓧ

【注意事項】
1. 訂正は、消しゴムできれいに消し、消しくずを残してはいけません。
2. 所定欄以外にはマークしたり、記入したりしてはいけません。
3. 汚したり、折り曲げたりしてはいけません。

この解答用紙は120％に拡大すると、ほぼ実物大になります。

令和2年度

問　題　と　解　答

英 語

問題

(50分)

2年度

【 I 】 次の英文を読み、問い (問 1〜4) に答えよ。

The documentary film "*Odayaka na Kakumei" (Gentle Revolution) depicts the efforts of communities to revitalize themselves with nature's gifts — trees, water and sunlight.

I visited the *Itoshiro district of *Gujo, Gifu Prefecture, one of the featured communities. Nestled at the foot of the Hakusan mountain range between the Hokuriku and Tokai regions, Itoshiro is regaining vitality through a small-scale hydroelectric generation project.

Itoshiro thrived in the past as a base for pilgrims visiting Mount *Hakusan, which is (1)revered as a sacred peak.

It was a bustling community with "inns hosting 1,000 visitors, with another 1,000 ascending the mountain and a further 1,000 descending" on any given day. But after years of young people leaving the town (2)for good, Itoshiro's population dipped to 270 souls in about 110 households.

(3)Harnessing the waters originating in Mount Hakusan was the catalyst for the community's revival. Akihide Hirano, 42, proposed kick-starting the local economy by (4)generating electricity with water wheels and selling surplus power to major utilities.

A native of the city of Gifu and formerly a management consultant with a foreign-affiliated company, Hirano had many successes behind him involving large-scale commercial facilities in the greater Tokyo area.

"I kept feeling a sense of futility because (5)what I was doing boiled down to participating in cutthroat competition to attract customers and boost the bottom line," he said.

Wanting (6)[① a ② contribute to ③ in ④ serves ⑤ that ⑥ society ⑦ to ⑧ way] others and promotes the common good, he started visiting Itoshiro regularly in 2007, and relocated there for years later.

The hydroelectric generation venture helped (7) the local farm produce processing factory that had been idle. A large-scale generator was installed with capital provided by local residents. After the power generated became enough to (8)meet all local household needs, the venture was able to make a profit selling the surplus power.

Today, about 800 people visit Itoshiro annually to see the process for themselves.　And the community has started attracting a (9)steady stream of new residents.

Some communities in the nation are raising farm produce for local consumption.　I believe an era is approaching when this will apply to energy production and consumption as well.

The (10)stark realities of the Fukushima nuclear disaster have made innumerable people want to stop being uncritical buyers and consumers of electricity from conventional utilities.

注*：Odayaka na Kakumei：おだやかな革命（映画）　／　Itoshiro：石徹白地区　／　Gujo：郡上市　／　Hakusan：白山

問1　本文中の下線部(1)、(3)、(8)、(9)、(10)の単語の意味に最も近いものを①～④の中から一つ選び、その番号をマークせよ。

(1)　下線部(1)revered　　1
　　① denied　② disappointed　③ frightened　④ respected

(2)　下線部(3)Harnessing　　2
　　① Drinking　② Polluting　③ Using　④ Wasting

(3)　下線部(8)meet　　3
　　① create　② emphasize　③ feel　④ fulfill

(4)　下線部(9)steady　　4
　　① constant　② meandering　③ rapid　④ sluggish

(5)　下線部(10)stark　　5
　　① favorable　② harsh　③ impressive　④ limited

問2　下線部(6)の[　　]内の①～⑧の語句を意味が通るように並べ替え、5番目に来るものの番号をマークせよ。　　6

問3 本文中の空欄(7)に入る最も適当な語を①～④の中から一つ選び、
その番号をマークせよ。 7
① revive ② revived ③ reviving ④ to reviving

問4 本文中の下線部(2)、(4)、(5)の意味として最も適当なものを①～④の中
から一つ選び、その番号をマークせよ。

(1) 下線部(2)for good 8
① 利益のために ② 永久に
③ 善い行いのために ④ 仕事のために

(2) 下線部(4)generating electricity 9
①発電すること ②充電すること ③放電すること ④漏電すること

(3) 下線部(5)what I was doing boiled down to participating in cutthroat
competition to attract customers and boost the bottom line 10
①究極のところ私が心底望んでいたのは、厳しい競争に参加して、顧客
を満足させ、利益を伸ばすことでした
②突き詰めて考えると、私は顧客を集めて利益を伸ばすために、厳しい
競争に加わっていただけでした
③私がやっていたことが行き詰まった結果、顧客を満足させて利益を伸
ばすために厳しい競争に加わらざるを得なくなりました
④私がやっていたことは、厳しい競争の中で冷静さを取り戻し、顧客を
集めて利益を伸ばすことでした

【Ⅱ】 次の問い (問 1〜10) の英文中の空欄(11)〜(20)に入る
最も適当なものを①〜④の中から一つ選び、その番号をマークせよ。

問 1 She (11) her mother in character.
　① had been resembling　② has been resembled
　③ is resembled　④ resembles

問 2 Please call me as soon as he (12).
　① arrived　② arrives　③ is arriving　④ will arrive

問 3 I'll be there (13) twenty minutes.
　① at　② in　③ on　④ past

問 4 I was playing the piano and suddenly noticed that three hours had
　(14).
　① elapsed　② left　③ spent　④ run

問 5 After Mary washed the cups, she put them upside (15) on the
　kitchen counter to dry.
　① around　② back　③ down　④ in

問 6 However (16), be sure to call me tonight.
　① late you may be　② may be late you
　③ you may be late　④ you may to be late

問 7 He can afford (17) the money for a world cruise.
　① either the time and　② either the time nor
　③ neither the time and　④ neither the time nor

問 8 I have nothing particular to mention (18) this matter.
　① as long as　② take part in　③ to be sure　④ with regard to

問 9 Some are called good talkers, and (⬚19) good listeners.
　　　① another　② other　③ others　④ they

問 10 If it should rain tomorrow, I will (⬚20) my departure till next week.
　　　① bring about　② make sure　③ put off　④ take in

【Ⅲ】　次の問い(1)〜(5)の下線部①〜④のうち、語法上誤りのある箇所を一つ選び、その番号をマークせよ。なお、間違いがない場合は⑤をマークせよ。

(1) (⬚21)
①No sooner had she sat down ②at his desk ③than she ④hit on the solution to her problem.

(2) (⬚22)
①Many a ②student ③have made ④the same mistakes.

(3) (⬚23)
He doesn't ①play ②tennis ③as well as he ④was used to.

(4) (⬚24)
If you refuse ①doing your homework, you ②will be ③likely to fail ④the final test.

(5) (⬚25)
They ①have been waiting ②for hours and must feel ③frustrated, but they appear ④calm.

【Ⅳ】 次の(1)～(5)において、二つの文の意味がほぼ同じ意味になるように、( )内の①～④の中から最も適当なものを一つ選び、その番号をマークせよ。

(1) | 26 |

The percentage of students going on to graduate school has peaked.

The percentage of students going on to graduate school (① has stopped decreasing ② has stopped increasing ③ is decreasing ④ is increasing).

(2) | 27 |

Those who try hard will come out ahead.

Efforts will be (① criticized ② ignored ③ inherited ④ rewarded).

(3) | 28 |

A brake has been applied to the dollar's appreciation.

The dollar's rise has been (① continuing ② halted ③ interacted ④ predicted).

(4) | 29 |

Market prices have fallen for six consecutive months.

Market prices have fallen for six months (① continuing ② running ③ succeeding ④ postponing).

(5) | 30 |

There is a probability that this bird is already extinct.

It is (① like ② liked ③ likelihood ④ likely) that this bird is already extinct.

【V】 次の問い（問1〜5）の日本語の文の意味に合うように[   ]内の
語句を並べ替えて意味の通る英文を作り、空欄(31)〜
(40)に入るものを一つ選び、その番号をマークせよ。

問1 春休みを利用して、海外へ旅行しましょう。
Let's (   )(31)(   )(32)(   )(   ) abroad.
[① advantage ② of ③ take ④ the spring vacation
⑤ to ⑥ travel]

問2 現代において、スマートフォンが欠かせないものであることは否定で
きない。
It cannot (   )(33)(   )(   )(   )(34)
(   ) smartphones in our modern life.
[① be ② cannot ③ denied ④ do ⑤ that ⑥ we
⑦ without]

問3 彼は、ひどく混乱していたために善悪の区別をつけることができなか
った。
He (   )(   )(35)(   )(   )(36)(   )
wrong.
[① distinguish ② from ③ right ④ to ⑤ too ⑥ upset
⑦ was]

問4 私は身に覚えのないことで非難されている。
I am being blamed (   )(   )(37)(   )(   )
(38)(   )(   ).
[① do ② for ③ have ④ I ⑤ nothing ⑥ something
⑦ to ⑧ with]

問5　彼女は、庭の雑草を全て取り除く効果的な方法を探しているところである。

She is (　　) (　　) (39) (　　) (　　) (40) (　　)
(　　) the weeds in her yard.

[① all　② an effective method　③ for　④ get　⑤ looking
⑥ of　⑦ rid　⑧ to]

化 学

問題

（50分）

2年度

必要ならば，つぎの数値を用いなさい。

原子量：H = 1，C = 12，O = 16，Cl = 35.5，Ca = 40

アボガドロ定数：$N_A = 6.02 \times 10^{23}$ / mol

水 H_2O のイオン積 $K_w = 1.0 \times 10^{-14}$ $(mol / L)^2$ (25 °C)

$\log_{10} 2 = 0.30$，$\log_{10} 3 = 0.48$，$\sqrt{2} = 1.4$，$\sqrt{3} = 1.7$

なお，気体はすべて理想気体であるものとし，その標準状態における体積は
22.4 L / mol とする。

【 I 】　つぎの文章を読んで，以下の問いに答えよ。

　　原子は，物質を構成する微粒子であり，その中心にある原子核と，そのまわりに存在するいくつかの ア から構成されている。原子核は，電荷をもつ イ と電荷をもたない ウ とからできているため，原子核は全体として エ の電荷をもっている。 ア は オ の電荷をもっており， ア 1個がもつ電荷と イ 1個がもつ電荷は，符号は異なるが，その絶対値は等しい。すなわち，原子に含まれる ア の数と イ の数は等しいので，原子全体では電気的に中性となる。

　　 イ と ウ の質量はほぼ等しく， ア の質量はそれらの約 1840 分の 1 である。そのため，原子の質量は原子核の質量にほぼ等しい。また，原子核に含まれている イ の数と ウ の数の和を質量数という。

問1　 ア ～ オ にあてはまる語句の正しい組合せはどれか。

	ア	イ	ウ	エ	オ
①	電子	陽子	中性子	正	負
②	電子	陽子	中性子	負	正
③	電子	中性子	陽子	正	負
④	電子	中性子	陽子	負	正
⑤	陽子	電子	中性子	正	負
⑥	陽子	電子	中性子	負	正
⑦	陽子	中性子	電子	正	負
⑧	陽子	中性子	電子	負	正
⑨	中性子	電子	陽子	正	負
⑩	中性子	電子	陽子	負	正

問 2 ～ 8　つぎの a ～ e の原子について，以下の問いに答えよ。ただし，M1 ～ M5 は仮の元素記号とする。

a　$^{4}_{2}$M1　　　　b　$^{7}_{3}$M2　　　　c　$^{14}_{7}$M3　　　　d　$^{23}_{11}$M4　　　　e　$^{35}_{17}$M5

問 2　第 1 イオン化エネルギーが最も大きいのはどれか。

問 3　不対電子の数が 3 であるのはどれか。

問 4　最も 1 価の陰イオンになりやすいのはどれか。

問 5　価電子の数が 0 であるのはどれか。

【問 2 ～ 5 の解答群】
　　① a　　　　　② b　　　　　③ c　　　　　④ d　　　　　⑤ e

問 6　最外殻電子の数が同じであるのはどれとどれか。

問 7　1 つの原子の中で，陽子の数と中性子の数が同じであるのはどれとどれか。

問 8　互いに同族元素であるのはどれとどれか。

【問 6 ～ 8 の解答群】
　　①　(a, b)　　②　(a, c)　　③　(a, d)　　④　(a, e)　　⑤　(b, c)
　　⑥　(b, d)　　⑦　(b, e)　　⑧　(c, d)　　⑨　(c, e)　　⑩・(d, e)

【Ⅱ】　以下の問いに答えよ。

問9　水酸化カルシウム 3.7×10^{-1} g の物質量は何 mol か。最も近い値はどれか。

① 1.2×10^{-3}　② 2.5×10^{-3}　③ 5.0×10^{-3}　④ 6.5×10^{-3}　⑤ 1.0×10^{-2}
⑥ 1.2×10^{-2}　⑦ 2.5×10^{-2}　⑧ 5.0×10^{-2}　⑨ 6.5×10^{-2}　⑩ 1.0×10^{-1}

問10　水酸化カルシウム 3.7×10^{-1} g に含まれる水酸化物イオンの数は何個か。
　　　最も近い値はどれか。

① 1.0×10^{20}　② 3.0×10^{20}　③ 5.5×10^{20}　④ 6.0×10^{20}　⑤ 3.0×10^{21}
⑥ 4.0×10^{21}　⑦ 6.0×10^{21}　⑧ 1.0×10^{22}　⑨ 2.5×10^{22}　⑩ 6.0×10^{22}

問11　水酸化カルシウム 3.7×10^{-1} g を水に溶かして 0.25 L の水溶液にした。この水
　　　酸化カルシウム水溶液のモル濃度は何 mol / L か。最も近い値はどれか。

① 2.0×10^{-3}　② 2.5×10^{-3}　③ 5.0×10^{-3}　④ 8.0×10^{-3}　⑤ 1.0×10^{-2}
⑥ 2.0×10^{-2}　⑦ 2.5×10^{-2}　⑧ 4.0×10^{-2}　⑨ 5.0×10^{-2}　⑩ 1.0×10^{-1}

問12　25 °C において，水酸化カルシウム 3.7×10^{-1} g を水に溶かして 0.25 L の水溶液
　　　にした。この水酸化カルシウム水溶液の 水素イオン指数 pH はいくらか。最も近
　　　い値はどれか。ただし，水酸化カルシウムは水溶液中で完全に電離しているもの
　　　とする。

① 1.4　　　② 1.7　　　③ 2.0　　　④ 3.9　　　⑤ 4.7
⑥ 10.0　　⑦ 10.7　　⑧ 11.3　　⑨ 12.0　　⑩ 12.6

問13　20 % 塩酸（密度 1.1 g / cm³）のモル濃度は何 mol / L か。最も近い値はどれか。

① 2.5×10^{-1}　② 7.5×10^{-1}　③ 1.5　　　④ 2.0　　　⑤ 2.5
⑥ 3.0　　　⑦ 5.0　　　⑧ 6.0　　　⑨ 9.0　　　⑩ 12

問14 25 °C において，20 % 塩酸（密度 1.1 g / cm³）を水で 1200 倍に希釈した。
この希釈した塩酸の水素イオン指数 pH はいくらか。最も近い値はどれか。
ただし，塩化水素は水溶液中で完全に電離しているものとする。

① 1.4   ② 1.7   ③ 2.0   ④ 2.3   ⑤ 2.7
⑥ 3.0   ⑦ 3.5   ⑧ 4.1   ⑨ 4.5   ⑩ 4.7

【Ⅲ】 つぎの文章を読んで，以下の問いに答えよ。

　原子・分子・イオンなどの構成粒子が，繰り返し規則正しく配列している固体を結晶という。そして結晶中の粒子の立体的な配列構造を結晶格子，結晶格子の最小の繰り返し単位を単位格子という。イオン結晶は多数の陽イオンと陰イオンがイオン結合で結びついた結晶であり，一般に融点が　ア　，外部からの力に　イ　。また，イオン結晶は固体の状態で電気伝導性が　ウ　。一方，金属結合でできている結晶を金属結晶という。金属結晶の多くは，同じ大きさの球を最も密に詰め込んだ構造，あるいは少し隙間のある結晶構造をとる。

　金属結晶であるナトリウムは，下図（左）のような体心立方格子，すなわち単位格子は立方体で，その中心と各頂点にナトリウム原子が配列した構造をしている（○はナトリウム原子の中心位置を示す）。この単位格子の一辺の長さを a とすると，下図（右）の AC の長さは $\sqrt{2} \times a$，AG の長さは　エ　となる。なお，下図（右）のように結晶中の原子（●）は球形で，最も近い原子は互いに接しているものとすると，単位格子の一辺の長さから原子半径を求めることができる。すなわち，ナトリウムの結晶では，断面 AEGC に注目することで原子半径が求まる。

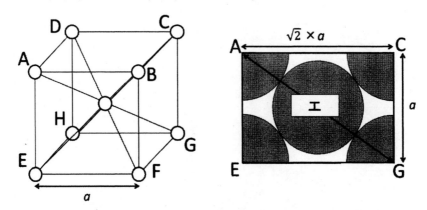

問15　　ア　～　ウ　にあてはまる語句の正しい組合せはどれか。

	ア	イ	ウ		ア	イ	ウ
①	高く	強い	ある	⑤	低く	強い	ある
②	高く	もろい	ある	⑥	低く	もろい	ある
③	高く	強い	ない	⑦	低く	強い	ない
④	高く	もろい	ない	⑧	低く	もろい	ない

問 16　常温・常圧でナトリウムと同じ結晶構造である金属はどれか。

　　　① Fe　　　② Ag　　　③ Mg　　　④ Al　　　⑤ Cu

問 17　1個のナトリウム原子に隣接している他のナトリウム原子の数はいくつか。

問 18　単位格子中に含まれるナトリウム原子の数はいくつか。

【問 17，18 の解答群】
　　　① 2　　　　　② 3　　　　　③ 4　　　　　④ 6
　　　⑤ 8　　　　　⑥ 10　　　　⑦ 12　　　　⑧ 14

問 19　ナトリウム原子の原子半径を　エ　より求めると何 nm か。最も近い値はどれ
　　　か。ただし，下線部の a の長さを 4.0×10^{-1} nm とする。

　　　① 　1.2×10^{-1}　② 　1.5×10^{-1}　③ 　1.7×10^{-1}　④ 　2.0×10^{-1}
　　　⑤ 　2.4×10^{-1}　⑥ 　3.0×10^{-1}　⑦ 　3.4×10^{-1}　⑧ 　3.6×10^{-1}

問 20　結晶に関するつぎの記述のうち，正しいものの組合せはどれか。

　a　ドライアイスの中で二酸化炭素分子どうしを結び付けている力は分子間力である。
　b　氷の結晶は隙間の多い構造をとるため，水が凝固して氷になると体積が増加する。
　c　ダイヤモンドは正六角形を基本単位とする層状の平面構造を形成する。
　d　体心立方格子の充填率（単位格子中の原子が占める体積の割合）は，面心立方格子のそれに比べ大きい。

　　　①　(a, b)　　②　(a, c)　　③　(a, d)　　④　(b, c)　　⑤　(b, d)　　⑥　(c, d)

【IV】　つぎの文章を読んで，以下の問いに答えよ。

　炭素 C，水素 H，酸素 O のみからなる有機化合物の元素分析は，一般的に，下図（概略図）に示す吸収管 I および II を連結した燃焼管を用いた燃焼法で行う。

　まず，精製された試料の質量を精密に量った後，その試料を乾燥した酸素 O_2 を通しながら　ア　存在下で完全に燃焼させる。その際，生じた　イ　は　ウ　を充填した吸収管 I に，また生じた　エ　は　オ　を充填した吸収管 II にそれぞれ吸収させる。吸収管 I と II のそれぞれの質量の増加分から，　イ　と　エ　の質量を求めることで，試料中の H と C の質量を計算することができる。

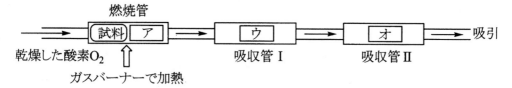

　C，H，O のみからなる有機化合物 A について，以下の実験 (1) ～ (3) を行なった。

実験 (1)　有機化合物 A 36.0 mg を完全燃焼させたところ，吸収管 I は 43.2 mg，吸収管 II は 79.2 mg の質量増加があった。

実験 (2)　有機化合物 A 7.50 g をある温度ですべて気体にしたところ，その体積は標準状態に換算して 2.80 L であった。

実験 (3)　有機化合物 A にヨウ素と水酸化ナトリウム水溶液を加えて反応させると，特有の臭気をもつ黄色沈殿が生じた。

問21　ア，ウおよびオにあてはまる物質として，最も適切な組合せはどれか。

	ア	ウ	オ
①	酸化銅 (I)	塩化カルシウム	ソーダ石灰
②	酸化銅 (I)	ソーダ石灰	水酸化ナトリウム
③	酸化銅 (I)	塩化ナトリウム	ソーダ石灰
④	酸化銅 (I)	塩化カルシウム	塩化ナトリウム
⑤	酸化銅 (I)	ソーダ石灰	塩化カルシウム
⑥	酸化銅 (II)	塩化カルシウム	ソーダ石灰
⑦	酸化銅 (II)	ソーダ石灰	水酸化ナトリウム
⑧	酸化銅 (II)	塩化ナトリウム	塩化カルシウム
⑨	酸化銅 (II)	塩化カルシウム	塩化ナトリウム
⑩	酸化銅 (II)	ソーダ石灰	塩化カルシウム

問22　　イ　と　エ　にあてはまる物質として，最も適切な組合せはどれか。

	イ	エ		イ	エ
①	二酸化炭素	酸素	⑤	酸素	水
②	二酸化炭素	水	⑥	酸素	二酸化炭素
③	水	酸素	⑦	水素	酸素
④	水	二酸化炭素	⑧	水素	二酸化炭素

問23　燃焼管に入れる　ア　の色として，最も適切なものはどれか。

　　① 白色　　　② 青色　　　③ 赤色　　　④ 黄色　　　⑤ 黒色

問24　　ウ　と　オ　に関するつぎの記述のうち，正しいものの組合せはどれか。

a　　ウ　は潮解性がある。

b　　ウ　は石灰石や大理石の主成分である。

c　　オ　は　イ　も吸収する性質がある。

d　　オ　は重曹ともよばれ，胃の制酸剤などに利用される。

　　① (a, b)　　② (a, c)　　③ (a, d)　　④ (b, c)　　⑤ (b, d)　　⑥ (c, d)

問25　有機化合物 A の分子量はいくらか。最も近い値はどれか。

　　① 44　　　　② 46　　　　③ 48　　　　④ 58
　　⑤ 60　　　　⑥ 68　　　　⑦ 74　　　　⑧ 88

問26　有機化合物 A に関するつぎの記述のうち，正しいものの組合せはどれか。

a　A を硫酸酸性の二クロム酸カリウム水溶液で酸化したときに得られる化合物は，ヨードホルム反応を呈する。

b　A には，A を含め 3 種の異性体が存在する。

c　A は酢酸カルシウムを熱分解（乾留）することで得られる。

d　1 mol の A に十分な量のナトリウムの単体を加えると，2 mol の水素 H_2 が発生する。

　　① (a, b)　　② (a, c)　　③ (a, d)　　④ (b, c)　　⑤ (b, d)　　⑥ (c, d)

英 語

解答　　2年度

I

問1

〔解答〕

(1)　④

(2)　③

(3)　④

(4)　①

(5)　②

〔出題者が求めたポイント〕

下線部言い換え（英語）

〔解答のプロセス〕

(1)　revere ～「～を崇敬する」＝ respect ～「～を尊敬する」

(2)　harness ～「（自然力）を利用する」＝ use ～

(3)　meet ～「（必要）を満たす」＝ fulfill ～

(4)　steady「一定の、着実な」＝ constant「一定の、絶えず続く」

(5)　stark「厳しい」＝ harsh「厳しい」

問2

〔解答〕

①

〔出題者が求めたポイント〕

語句整序

〔解答のプロセス〕

完成した文章

Wanting to contribute to society in a way that serves (others and promotes the common good, he started visiting Itoshiro regularly in 2007, and relocated there for years later.)

Wanting ～ good は主節を修飾する分詞構文、that は関係代名詞、and（等位接続詞）が serves others と promotes the common good を結んでいる

contribute to ～「～に貢献する」in a way that ～「～なやり方で」serve ～「（人）に奉仕する」

問3

〔解答〕

①

〔出題者が求めたポイント〕

空所補充（語法）

〔解答のプロセス〕

help (to) V ～「～するのに役立つ、～するのを促進する」

問4

〔解答〕

(1)　②

(2)　①

(3)　②

〔出題者が求めたポイント〕

下線部言い換え（日本語）

〔解答のプロセス〕

(1)　for good「永遠に」

(2)　generate ～「～を生み出す」electricy「電気」

(3)　what I was doing「私がやっていたこと」boil down to ～「（問題・状況などが）つまるところ～ということになる」、participate in ～「～に参加する」cutthroat competition「（食うか食われるかの）熾烈な競争」attract customers「顧客を引きつける」boost「～を押し上げる、増加する」bottom line「最終的な収益」

下線部の直訳「私がやっていたことはつまるところ、顧客を引きつけ利益を上げるために熾烈な競争に加わっていたことだった」

〔全文訳〕

ドキュメンタリー映画「おだやかな革命」は、地域社会が木や水や日の光などの自然の恵みを使って自らを活性化する努力を描いていたものだ。

私はこのドキュメンタリーに登場する地域の一つ、岐阜県郡上市石徹白地区を訪れた。北陸地方と東海地方にまたがる白山連邦のふもとに位置する石徹白は、小規模水力発電事業を通じて活力を取り戻しつつある。

石徹白はかつて、聖山として崇められる白山を訪れる巡礼者の拠点として栄えた。

そこには千人が宿泊できる宿があり、どの日でも山を上る人が千人、降りる人も千人いるような活気ある地域だった。しかし、何年にもわたって若者が街を出て戻ってこなかった結果、人口が10世帯、270人に落ち込んだ。

白山から流れ出る水源を利用することが地域復活のきっかけとなった。平野彰秀（42）は水車を使って発電し、余剰電力を大手電力会社に販売することで地元経済を促進することを提案した。

岐阜市出身で元外資系の経営コンサルタントをやっていた平野は、東京という大都市で、大型商業施設に関わって数々の成功を収めてきた。

「ずっと徒労感を感じていました、というのも、突き詰めて考えると、私は顧客を満足させて利益を伸ばすために、厳しい競争に加わっていただけでしたから」と、彼は言った。

他の人々の役に立ち、公益のためになるようなやり方で社会に貢献したかった彼は、2007年に石徹白を定期的に訪れ始めた、そして数年後に移住したのだった。

水力発電事業は、稼働していなかった地元の農産物加工場の復活に役立った。地元住民が拠出した資本で大型の発電機が設置された。発電量が地元住民の需要を十分満たすようになった後、余剰電力を売って利益を上げることができた。

今では、自身でそのプロセスを見ようと、年間800人もの人が石徹白を毎年訪れる。

日本には地産地消で農産物を作っている地域社会があ

る。この地産地消がエネルギーにも当てはまる時代が来
つつある、と思う。

　福島の原発事故の厳しい現実は、多くの人に従来の電
力会社から無批判に電気を買い消費するのはやめたい、
と思わせたのである。

Ⅱ
〔解答〕
問1　④
問2　②
問3　②
問4　①
問5　③
問6　①
問7　④
問8　④
問9　③
問10　③
〔出題者が求めたポイント〕
文法語法・語彙(選択)
〔解答のプロセス〕
問1　S＋resemble＋O「SはOに似ている」
問2　as soon as ～「～するとすぐに」時の副詞節中
　　なので未来の事柄でも現在時制を用いる
問3　in ～「今から～後に、～経って」
問4　elapse (＝pass, go by)「(時が)経つ、経過する」
問5　upside down「逆さまに」put ～ upside down
　　「～を逆さまにして置く」
問6　However ～「どんなに～でも」は直後に(形容詞
　　/副詞)を置いて、譲歩節を作る
問7　neither A nor B「AもBもどちらも～ない」
問8　with regard to ～「～に関して」
問9　Some ～, and others ～「～な人もいれば、～な
　　人もいる」
問10　put off ～「～を延期する」

Ⅲ
〔解答〕
(1)　⑤
(2)　③→ has
(3)　④→ used to
(4)　①→ to do
(5)　⑤
〔出題者が求めたポイント〕
誤文訂正
〔解答のプロセス〕
(1)　sit down at one's desk「机に向かう、腰を下ろす」
　　No sooner had＋S＋過去分詞 ～ than ＋S＋過去
　　形…「～するとすぐに…」hit on a solution「解決法
　　を思いつく」
(2)　many a ＋名詞単数形「多数の～」は、全体で単数
　　扱い

(3)　「彼は以前ほどテニスが上手くない」という現在と
　　過去の比較なので、be used to Ving ～「～に慣れて
　　いる」ではなく、過去の習慣を表す助動詞 used to V
　　～「以前は～したものだった」
(4)　refuse to V ～「～することを断る、拒む」
(5)　(be) frustrated「イライラして」be calm「落ち着
　　いて」

Ⅳ
〔解答〕
(1)　②
(2)　④
(3)　②
(4)　②
(5)　④
〔出題者が求めたポイント〕
同意文完成
〔解答のプロセス〕
(1)　「大学院に進学する生徒の割合はピークに達した」
　　＝「大学院に進学する生徒の割合は増加が止まった」
　　peak「頂点に達する」
(2)　「一生懸命頑張る者は得をする」
　　＝「努力は報われる」
　　come out ahead「優位に立つ、得する」be rewarded
　　「報われる」
(3)　「ドル高に歯止めがかかった」
　　＝「ドル高が食い止められた」
　　apply a brake to ～「～に歯止めをかける」appreciation
　　「(価格などの)上昇」
　　halt ～「～を止める」
(4)　「市場価格は6か月連続で下落した」
　　＝「市場価格は6か月連続で下落した」
　　consecutive「連続する」は形容詞で(名詞)の前に、
　　running「連続して」は副詞で、(名詞)の後に置く
(5)　「この鳥はすでに絶滅している可能性がある」
　　＝「この鳥はすでに絶滅しているだろう」
　　probability that ～「～という可能性」It is likely that
　　～「おそらく～だろう」

Ⅴ
〔解答〕
問1　①－④
問2　③－④
問3　⑥－③
問4　④－⑦
問5　②－⑦
〔出題者が求めたポイント〕
整序問題(語句)

〔解答のプロセス〕

問1　(Let's) take advantage of the spring vacation to travel (abroad).

　　take advantage of ～「～を利用する」

問2　(It cannot) be denied that we cannot do without (smartphones in our modern life).

　　It cannot be denied that ～（形式主語構文）「～は否定できない」do without ～「～なしで済ます」

問3　(He) was too upset to distinguish right from (wong).

　　Be upset「動揺している」too ～ to V…「～過ぎて…できない」distinguish A from B「B と A を区別する」

問4　(I am being blamed) for something I have nothing to do with.

　　blame someone for ～「～の理由で(人)を非難する」have nothing to do with ～「～と関係がない」something と I の間に目的格の関係代名詞が省略

問5　(She is) looking for an efficient method to get rid of all (the weeds in her yard).

　　look for ～「～を探す」get rid of ～「～を取り除く」

化 学

解答

2年度

I

〔解答〕

問1　①
問2　①
問3　③
問4　⑤
問5　①
問6　⑥
問7　②
問8　⑥

〔出題者が求めたポイント〕

原子の構造，質量数，イオン化エネルギー，価電子

〔解答のプロセス〕

問1　原子の構造は次のようになる。原子核のまわりを電子が取り巻いており，原子核は陽子と中性子からなる。陽子の数は原子番号と等しく，質量数は陽子の数と中性子の数の和で表される。

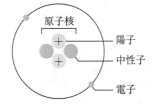

問2　左上の数字が質量数，左下の数字が原子番号（陽子の数）をあらわす。よって，a は He，b は Li，c は N，d は Na，e は Cl である。原子から最外殻電子1個を取り去って，1価の陽イオンにするのに必要なエネルギーをイオン化エネルギーという。イオン化エネルギーが大きい原子ほど陽イオンになりにくいので，希ガス（貴ガス）の He を選ぶ。

問3　それぞれの電子式は次の通りである。

He:　　Li・　　・N̈・　　Na・　　:C̈l・

問4　1価の陰イオンになりやすい元素は17族のハロゲンである。

問5　価電子の数は最外殻電子の数と等しく，族番号の1の位の値になる。しかし，希ガス（貴ガス）のみ例外で価電子の数は0個となる。

問6　問5より同族元素を選べばよい。

問7　質量数＝陽子の数＋中性子の数より，それぞれの中性子の数は，a は2個，b は4個，c は7個，d は12個，e は18個である。

問8　問6と同様である。

II

〔解答〕

問9　③

問10　⑦
問11　⑥
問12　⑩
問13　⑧
問14　④

〔出題者が求めたポイント〕

物質量，モル濃度，pH，濃度の変換

〔解答のプロセス〕

問9　水酸化カルシウム $Ca(OH)_2$ のモル質量は $74\,g/mol$ であるので，

$$\frac{3.7 \times 10^{-1}}{74} = 5.0 \times 10^{-3}\,mol$$

問10　水酸化カルシウム $Ca(OH)_2$ $1\,mol$ に水酸化物イオンは $2\,mol$ 含まれるので，

$$5.0 \times 10^{-3} \times 6.02 \times 10^{23} \times 2 = 6.02 \times 10^{21}$$

問11　水酸化カルシウム $Ca(OH)_2$ $5.0 \times 10^{-3}\,mol$ を $0.25\,L$ の水溶液にしているので，

$$\frac{5.0 \times 10^{-3}}{0.25} = 2.0 \times 10^{-2}\,mol/L$$

問12　$[OH^-]$ ＝価数×モル濃度×電離度

$$= 2 \times 2.0 \times 10^{-2} \times 1.0 = 4.0 \times 10^{-2}$$

$$pOH = -\log_{10}[OH^-] = 2 - 2\log_{10}2$$

$$= 2 - 0.60 = 1.4$$

$pH + pOH = 14$ より，$pH = 12.6$

問13　水溶液の体積 $1\,L（1000\,cm^3）$で考える。この水溶液の質量は，密度が $1.1\,g/cm^3$ なので，

$$1000 \times 1.1 = 1100\,g$$

質量パーセント濃度が20%なので，溶質の質量は，

$$1100 \times \frac{20}{100} = 220\,g$$

HCl のモル質量は $36.5\,g/mol$ なので，$220\,g$ の HCl は

$$\frac{220}{36.5} = 6.03\,mol$$

よって，求めるモル濃度は，$\dfrac{6.03}{1} = 6.03\,mol/L$

問14　希釈後のモル濃度は，$\dfrac{6.0}{1200} = 5.0 \times 10^{-3}\,mol/L$

よって，

$$[H^+] = 1 \times 5.0 \times 10^{-3} \times 1.0 = 5.0 \times 10^{-3}$$

$$pH = -\log_{10}[H^+] = 3 - \log_{10}5.0$$

$$= 3 - \left(\log_{10}\frac{10}{2}\right)$$

$$= 3 - (\log_{10}10 - \log_{10}2) = 3 - (1 - 0.30) = 2.3$$

III

〔解答〕

問15　④
問16　①
問17　⑤

問18　①
問19　③
問20　①

〔出題者が求めたポイント〕

イオン結晶とイオン結合，金属結晶，体心立方格子，結晶の性質

〔解答のプロセス〕

問15　イオン結晶はイオン結合が強いので，一般に，融点が高くて硬いが，強い力を加えると結晶の特定な面に沿って割れやすいので，もろい。固体では電気を通さないが，溶液にしたり，融解したりするとイオンに電離するため電気を通す。

問16　Na は体心立方格子であるので，体心立方格子の金属を選ぶ。

問17　図の色のついた Na 原子が隣接している原子になる。

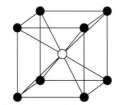

問18　体心立方格子は下図のようにあらわされる。

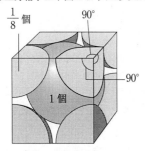

中心に原子が1個と頂点（$\frac{1}{8}$サイズ）に8個の原子が存在するので，

$$1 + 8 \times \frac{1}{8} = 2$$

問19　Na の原子半径を r〔nm〕とすると次の関係が成り立つ。

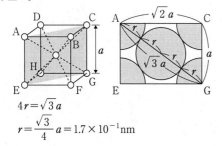

$$4r = \sqrt{3}\,a$$
$$r = \frac{\sqrt{3}}{4}\,a = 1.7 \times 10^{-1}\,\text{nm}$$

問20　a　（正）ドライアイスは分子結晶で，分子結晶は分子間にファンデルワールス力がはたらいている。
　　　b　（正）氷の結晶は隙間の多い結晶構造をとる。よっ

て，水が凝固して氷になると体積が増加し，密度は減少する。
　　　c　（誤）ダイヤモンド→黒鉛　ダイヤモンドは正四面体を基本単位とする立体構造を形成する。一方，黒鉛は正六角形を基本単位とする層状の平面構造を形成する。
　　　d　（誤）大きい→小さい　体心立方格子の充填率は68%，面心立方格子の充填率は74%である。

Ⅳ

〔解答〕

問21　⑥
問22　④
問23　⑤
問24　②
問25　⑤
問26　①

〔出題者が求めたポイント〕

元素分析，Ca の化合物の性質，ヨードホルム反応，アルコールの性質

〔解答のプロセス〕

問21，22　試料は，酸化銅（Ⅱ）→塩化カルシウム→ソーダ石灰の順に通す。酸化銅（Ⅱ）は，試料を完全燃焼させるための酸化剤。塩化カルシウムで H_2O を吸収し，ソーダ石灰で CO_2 を吸収する。

問24　a　（正）潮解とは，固体を空気中に放置すると，空気中の水分を吸収して，溶ける現象のことである。$CaCl_2$ や $NaOH$ がこの性質をもつ。
　　　b　（誤）$CaCl_2 \longrightarrow CaCO_3$
　　　c　（正）
　　　d　（誤）$CaO \longrightarrow NaHCO_3$　ソーダ石灰は，酸化カルシウムを濃い水酸化ナトリウム水溶液に浸し，これを加熱乾燥してつくる。

問25　分子量を M とおくと，実験(2)より次の関係式が成り立つ。

$$\frac{7.50}{M} = \frac{2.80}{22.4}$$
$$M = 60$$

問26　実験(1)より吸収された H_2O は43.2mg，吸収された CO_2 は79.2mgであるので，

C の質量：　$79.2 \times \dfrac{12}{44} = 21.6\,\text{mg}$

H の質量：　$43.2 \times \dfrac{2}{18} = 4.8\,\text{mg}$

O の質量：　$36.0 - (21.6 + 4.8) = 9.6\,\text{mg}$

求める有機化合物 A の組成式を $C_xH_yO_z$ とおく。

$$x : y : z = \frac{21.6}{12} : \frac{4.8}{1} : \frac{9.6}{16} = 1.8 : 4.8 : 0.6 = 3 : 8 : 1$$

問25より求める化合物の分子量は60なので，

$$(C_3H_8O)_n = 60 \quad n = 60$$

よって，$n = 1$ となり，有機化合物 A の分子式も C_3H_8O となる。

実験(3)より有機化合物 A はヨードホルム反応を示すので，CH_3CO-R の構造や $CH_3CH(OH)-R$ の構造をもつ。分子式より不飽和結合はもたないので，有機化合物 A の構造式は次のように決まる。

$$CH_3-\underset{\underset{OH}{|}}{\overset{\overset{H}{|}}{C}}-CH_3$$

a （正）有機化合物 A を二クロム酸カリウム水溶液で酸化すると，

$$CH_3-\underset{\underset{O}{\|}}{C}-CH_3$$

のアセトンが生成する。よって，ヨードホルム反応を示す。

b （正）有機化合物 A のほかに次の化合物が考えられる。

$$CH_3-CH_2-CH_2-OH$$
$$CH_3-O-CH_2-CH_3$$

c （誤）次の反応によりアセトンが得られる。

$$(CH_3COO)_2Ca \longrightarrow CH_3COCH_3 + CaCO_3$$

d （誤）$2\,mol \rightarrow \dfrac{1}{2}\,mol$

$$2CH_3-\underset{\underset{OH}{|}}{\overset{\overset{H}{|}}{C}}-CH_3 + 2Na \longrightarrow 2CH_3-\underset{\underset{ONa}{|}}{\overset{\overset{H}{|}}{C}}-CH_3 + H_2$$

平成31年度

問　題　と　解　答

平成31年度

英　語

問　題

(50分)

31年度

【Ⅰ】　次の英文を読み、問い（問 1〜4）に答えよ。

The world's oceans are littered with trillions of pieces of plastic—bottles, bags, toys, fishing nets and more, mostly in tiny particles—and now this seaborne junk is making its way into the Arctic.

In a study published April 19 in Science Advances, a group of researchers from the University of Cadiz in Spain and several other institutions show that a major ocean current is carrying bits of plastic, from the North Atlantic, to the Greenland and Barents seas, and (　ア　) them there—in surface waters, in sea ice and possibly on the ocean floor.

Because climate change is already shrinking the Arctic sea ice cover, (1)more human activity in this still-isolated part of the world is increasingly likely as navigation becomes easier.　As a result, plastic pollution, which has grown significantly around the world since 1980, could spread more widely in the Arctic in decades (　イ　), the researchers say.

Every year, about 8 million tons of plastic gets into the ocean, and scientists estimate that there may be as much as 110 million tons of plastic trash in the ocean.　(2)Though the environmental effects of plastic pollution are not fully understood, plastic pollution has made its way into the food chain. Plastic debris in the ocean was thought to accumulate in big patches, mostly in subtropical gyres—big currents that converge in the middle of the ocean—but scientists estimate that only about 1 percent of plastic pollution is in these gyres and other surface waters in the open ocean.

Another model of ocean currents by one of the study's authors predicted that plastic garbage could also accumulate in the Arctic Ocean, specifically in the Barents Sea, located off the northern coasts of Russia and Norway, which this study demonstrates.

The surface water plastic in the Arctic Ocean currently (a)accounts for only about 3 percent of the total, but the authors suggest the amount will grow and that the seafloor there could be a big sink for plastic.

This particular part of the ocean is important in the thermohaline circulation, a deepwater global current (　ウ　) by differences in temperature and salinity around the world.　As that current brings warm surface water up to the Arctic, it seems to be bringing with it plastic waste from more densely populated coastlines, dumping the now-fragmented pieces of plastic in the Arctic, where landmasses like Greenland and the polar ice cap trap them.

The researchers did not find many large pieces of plastic, nor did they find much plastic film, which (b)breaks down quickly, (3)suggesting that the plastic has already been in the ocean for a while by the time it gets to the Arctic.

If the plastics were coming directly from Arctic coastlines, (4)it would mean that people in the sparsely populated Arctic were depositing many more times the plastic in the ocean than people in other parts of the world, which is unlikely.　Shipping is also relatively infrequent there and, the authors write, there is no reason to think that flotsam or jetsam in the Arctic would be so much higher than in other parts of the world.

The lesson from the study is that the issue of plastic pollution will require international agreements.　This plastic is coming from us in the North Atlantic.　And (　エ　) we know about what happens in the Arctic, (　オ　)　chance we have of solving the problem.

問 1　次の(1)～(5)の文の内容が本文の内容と一致する場合は①を、一致しない場合は②をマークせよ。

(1)　1

The most of the seaborne junk in the world's oceans is the toxic waste dumped illegally.

(2)　2

Bits of plastic are carried from the North Atlantic into the Greenland and Barents seas, accumulating in these sea areas.

(3)　3

Only 1 % of 110 million tons of plastic trash is polluting the surface waters in the ocean and has very little effect on what we eat.

(4) | 4 |

Plastic garbage, dumped by the people living in the northern coasts of Russia and Norway, could accumulate on the seafloor in the Arctic Ocean.

(5) | 5 |

International agreements are important in solving the plastic pollution problem.

問2　本文中の空欄(ア)〜(オ)に入る最も適当なものを、①〜④の中から一つ選び、その番号をマークせよ。

(1) 空欄(ア) | 6 |
　　① leave　② leaving　③ left　④ to leave
(2) 空欄(イ) | 7 |
　　① came　② come　③ coming　④ to come
(3) 空欄(ウ) | 8 |
　　① closed　② decided　③ dictated　④ distinguished
(4) 空欄(エ) | 9 |
　　① more　② most　③ the more　④ the most
(5) 空欄(オ) | 10 |
　　① best　② better　③ the best　④ the better

問3　本文中の下線部(a)、(b)の語句と同じ意味で使われているものを、次の①〜④の中から一つ選び、その番号をマークせよ。(いずれの動詞にも三人称単数を表す"s"が語尾についているが、選択肢には"s"がついていないものもある。また、選択肢には過去形の文もあるが、現在形の意味を想定して答えよ。)

(1) 下線部(a)accounts for | 11 |
　　① I cannot account for what has happened.
　　② Melting snow accounts for the regular spring floods in the valley.
　　③ You'll have to account for where every penny goes.
　　④ The rent accounts for a third of my salary.

(2)　下線部(b)breaks down　| 12 |

  ① The car <u>broke down</u> on the way to the airport.

  ② Our food <u>breaks down</u> in the body into useful substances.

  ③ Your health will <u>break down</u> if you work too hard.

  ④ Donald <u>broke down</u> and wept when he saw the deer that he had shot.

問 4　本文中の下線部(1)～(4)の意味として最も適当なものを①～④の中から一つ選び、その番号をマークせよ。

(1)　下線部(1)　| 13 |

  ① 航海がより簡単になるにつれて、静かで人里離れたこの地域は、人間の活動にとってはますます格好の場所になるであろう

  ② 航海用の機器の操作が容易になるにつれて、町からかなり離れたこの地域でも、人間の活動が好んで行われるようになるだろう

  ③ 航海用機器の性能向上により、独立したこの地域でも、人間の活動はおそらく増えるであろう

  ④ 航海がしやすくなるにつれて、いまだに隔絶しているこの地域でも、人間の活動がますます活発になっていきそうである

(2)　下線部(2)　| 14 |

  ① プラスチックによる汚染がもたらす環境悪化について解明されている事実はごくわずかだが、その汚染は食物連鎖とは無関係である

  ② プラスチックによる汚染の人体への影響は 100％未解明だが、その汚染は食物連鎖と関連している

  ③ プラスチックによる汚染の環境への影響は十分に解明されているとは言えないが、その汚染は食物連鎖の中にすでに入り込んでいる

  ④ プラスチックによる汚染がもたらす生態系への影響についての理解は遅々として進まないが、その汚染は食物連鎖に悪影響を及ぼしてきた

(3) 下線部(3) ⬚15

　① プラスチックが北極にたどり着くまでに、海の中でしばらくそれなりに時間が経っていることをうかがわせた

　② プラスチックがすでに海にしばらくの間入りこみ、その後南極にたどり着いたことを示唆している

　③ 南極にたどり着くまで、プラスチックはずっと以前から海の中に流れ込んでいたことを示唆している

　④ そのプラスチックが北極にたどり着いた時には、以前に流れ込んでいたプラスチックが海底にすでに蓄積していた

(4) 下線部(4) ⬚16

　① それは過疎に悩む北極圏の人々が、他の地域の人々の何倍ものプラスチックを海から回収しているという、あり得ないことを意味するであろう

　② それは普段あまり注目されない北極圏に住む人々が、世界の他の地域の人々の何倍ものプラスチックを海に捨てることもあり得ることを意味するであろう

　③ それは人口が増えつつある北極圏の住人が、他の地域の人々よりも何度もプラスチックを海に捨てることを意味するが、それはあり得ないことであろう

　④ それは人口の少ない北極圏の人々が、世界の他の地域の人々の何倍ものプラスチックを海に投棄しているという、起こり得ないことを意味するであろう

【Ⅱ】　次の問い（問 1～10）の英文中の空欄(⬚17)～(⬚26)に入る最も適当なものを①～④の中から一つ選べ。

問 1　Turn (⬚17) the lights when you leave the room.
　　① in　② off　③ out　④ to

問 2　I can't (⬚18) up with such inconvenience any longer.
　　① put　② run　③ stick　④ work

問 3　An opening ceremony was (　19　) for the following Saturday.
① made　② retained　③ scheduled　④ sustained

問 4　The best-selling author wrote her first novel when she was (　20　).
① nineteen　② nineteen old
③ nineteen-year-old　④ nineteen years

問 5　There were a few things I didn't like about the TV program, but (　21　) I enjoyed it.
① by and large　②by no means　③ by the case　④ by the way

問 6　What he is saying seems dubious, but it (　22　) happen.
① can　② is　③ should not　④ was

問 7　(　23　) someone call me, tell him I am not here.
① Can　② If　③ Should　④ There

問 8　You should never hesitate (　24　) yourself to people who might be important for you.
① introduced　② introducing
③ to be introduced　④ to introduce

問 9　Dogs have (　25　) acute sense of smell, and can also hear things we can't.
① a having amazed　② an amazed
③ an amazing　④ an amazingly

問 10　For many diseases, rest is the (　26　).
① best therapy　② most therapies
③ most therapy　④ usually therapies

【Ⅲ】 次の会話文の意味が通るように、（ 27 ）～（ 31 ）に入る最も適当なものを一つずつ選び、その番号をマークせよ。

問 1 A: When does the next train arrive?
B: Not for (27) 20 minutes.
① another ② each ③ either ④ other

問 2 A: Why not get together for lunch next Sunday?
B: That (28) like a good idea.
① depends ② ensures ③ fluctuates ④ sounds

問 3 A: Aren't you against the new policy on taxes?
B: Not at all. I (29) entirely.
① agree ② become anxious ③ object ④ take a break

問 4 A: How did you ever become so fluent in Spanish?
B: It was my (30) at the university.
① amount ② approximation ③ imagination ④ major

問 5 A: Would there be any problem if I took a day off next week?
B: (31) it's not Thursday.
① As long as ② Before ③ In the case of ④ So that

【Ⅳ】 次の問い（問1〜5）の日本語の文の意味に合うように[　　　]内の語句を並べかえて意味の通る英文を作り、空欄（ 32 ）〜（ 41 ）に入る語句を一つ選び、その番号をマークせよ。（ただし問3と問5は、文頭に来る文字も小文字で表記してある。）

問1　彼女が聞いていなかったということはあり得ないだろうね。
She (　　　) (32) (　　　) (　　　) (　　　), (33) (　　　)?
[① been　② could　③ couldn't　④ have　⑤ listening
　⑥ not　⑦ she]

問2　私は毎晩、たいてい9時までには床についている。
Every night, (　　　) (　　　) (34) (　　　), (　　　)
(35) (　　　) (　　　) nine.
[① bed　② by　③ I'm　④ in　⑤ more　⑥ not
　⑦ often　⑧ than]

問3　彼が集中できないのは睡眠不足のせいだ。
(　　　) (36) (　　　) (　　　) (　　　) (37) (　　　)
(　　　) concentrating.
[① because　② enough sleep　③ get　④ he didn't　⑤ he has
　⑥ it is　⑦ that　⑧ trouble]

問4　先進国のほとんどが、主要なエネルギー源として石油に頼っている。
Most (　　　) (　　　) (38) (　　　) (　　　) (　　　)
(39) (　　　) energy.
[① as　② depend　③ industrialized nations　④ main source
　⑤ of　⑥ oil　⑦ on　⑧ their]

問5　とても多くの人が、とても多くの本を読むので、彼らについていくの
　　　は難しい。
　　　(　　　) (　　　) (　40　) (　　　) (　　　) (　　　) (　41　)
　　　(　　　) with them.
　　　[① hard　② it's　③ many people　④ read so many books
　　　　⑤ so　⑥ that　⑦ to keep　⑧ up]

化 学

問題
(50分)

31年度

必要ならば，つぎの数値を用いなさい。

原子量：H＝1，C＝12，N＝14，O＝16，Cl＝35.5，Ca＝40

アボガドロ定数：$N_A＝6.02×10^{23}$ / mol

【Ⅰ】　つぎの文章を読んで，以下の問いに答えよ。ただし，相対質量と質量数は等しいものとする。

　　原子は，［ ア ］陽子と［ イ ］中性子からなる原子核と，それを取り巻く電子から構成されている。原子には，原子番号は同じでも，［ ウ ］の数が異なるために質量数が異なる原子が存在するものがあり，これらを互いに同位体という。炭素原子 ^{12}C の同位体である ^{13}C は，陽子数が［ エ ］個，中性子数が［ オ ］個であり，^{12}C と ^{13}C の存在比は 98.9％ と 1.10％ である。また，塩素原子には ^{35}Cl（相対質量 35.0）と ^{37}Cl（相対質量 37.0）の 2 種類の同位体が存在する。そのため相対質量の異なる［ カ ］種類の塩素分子 Cl_2 が存在することになる。原子中の電子は，原子核の周りの電子殻と呼ばれるいくつかの軌道に分かれて存在している。電子殻は原子核に近い内側から順に K 殻，L 殻，M 殻，N 殻…と呼ばれ，それぞれの電子殻に入る最大の電子数は決まっている。［ キ ］元素以外の原子において，最も外側の電子殻に入った電子を価電子といい，ネオン原子およびカルシウム原子の価電子はそれぞれ［ ク ］個および［ ケ ］個である。

問1　［ ア ］〜［ ウ ］にあてはまる正しい語句の組合せはどれか。

	ア	イ	ウ
①	正の電荷をもつ	負の電荷をもつ	電子
②	正の電荷をもつ	負の電荷をもつ	陽子
③	正の電荷をもつ	電荷をもたない	中性子
④	正の電荷をもつ	電荷をもたない	電子
⑤	負の電荷をもつ	正の電荷をもつ	陽子
⑥	負の電荷をもつ	正の電荷をもつ	電子
⑦	負の電荷をもつ	電荷をもたない	中性子
⑧	負の電荷をもつ	電荷をもたない	陽子
⑨	電荷をもたない	正の電荷をもつ	中性子
⑩	電荷をもたない	負の電荷をもつ	陽子

問2 エ ～ カ にあてはまる正しい数値の組合せはどれか。

	エ	オ	カ
①	6	7	2
②	6	7	3
③	6	7	4
④	6	13	2
⑤	6	13	3
⑥	6	13	4
⑦	7	6	2
⑧	7	6	3
⑨	7	6	4

問3 キ ～ ケ にあてはまる正しいものの組合せはどれか。

	キ	ク	ケ
①	ハロゲン	0	1
②	ハロゲン	6	2
③	ハロゲン	8	4
④	両性	0	2
⑤	両性	6	4
⑥	両性	8	6
⑦	貴ガス（希ガス）	0	2
⑧	貴ガス（希ガス）	6	4
⑨	貴ガス（希ガス）	8	6

問4 下線部について，炭素の原子量（小数第3位まで）はいくつか。最も近い値はどれか。ただし，炭素原子には ^{12}C（相対質量12）と ^{13}C（相対質量13.000）の2種類の同位体のみが存在するものとする。

① 12.001　② 12.004　③ 12.008　④ 12.011　⑤ 12.020

⑥ 12.045　⑦ 12.094　⑧ 12.110　⑨ 12.220　⑩ 12.280

問 5 ネオン原子と同じ電子配置をとるつぎのイオンのうち，イオン半径の最も大きい
　　 ものはどれか。

　　 ① O^{2-} 　　　　 ② F^- 　　　　 ③ Na^+ 　　　　 ④ Mg^{2+} 　　　　 ⑤ Al^{3+}

問 6 消石灰と呼ばれる水酸化カルシウム 22.9 g に含まれるカルシウムイオンの数は何
　　 個か。最も近い値はどれか。

　　 ① 1.50×10^{23} 　② 1.86×10^{23} 　③ 2.42×10^{23} 　④ 3.00×10^{23} 　⑤ 3.72×10^{23}
　　 ⑥ 1.50×10^{24} 　⑦ 1.86×10^{24} 　⑧ 2.42×10^{24} 　⑨ 3.00×10^{24} 　⑩ 3.72×10^{24}

【Ⅱ】　つぎの文章を読んで，以下の問いに答えよ。

　弱電解質であるアンモニアを水に溶かすと，水溶液中でその一部の分子だけが電離し，残りの大部分は分子のままで存在している。電離によって生じたイオンと電離していない分子との間では（1）式のような平衡状態となる。

$$NH_3 + H_2O \rightleftarrows NH_4^+ + OH^- \quad \cdots\cdots\cdots (1)$$

このような電離による化学平衡を電離平衡という。電離平衡においても化学平衡の法則が成りたち，その平衡定数 K は（2）式で表される。この電離平衡において，希薄水溶液中の水の濃度 $[H_2O]$ は他の物質の濃度よりも十分大きく一定とみなせる。そこで，定数となる $K[H_2O]$ を K_b と表すと，（3）式が得られる。K_b は塩基の電離定数と呼ばれ，温度が一定ならば一定の値となる

$$K = \frac{[NH_4^+][OH^-]}{[NH_3][H_2O]} \quad\quad\quad \cdots\cdots\cdots\cdots (2)$$

$$K[H_2O] = K_b = \frac{[NH_4^+][OH^-]}{[NH_3]} \quad\quad \cdots\cdots\cdots\cdots (3)$$

　さて，アンモニア水のモル濃度を c [mol/L]，電離度を α とすると，平衡時の $[NH_4^+]$ は $c\alpha$ [mol/L] になる。弱塩基であるアンモニア水の α は 1 より極めて小さく $1-\alpha \fallingdotseq 1$ とみなせるとき，その電離定数 K_b は ┌ ア ┐ のような近似式となり，α は ┌ イ ┐ で表すことができる。従って，アンモニア水の水酸化物イオン濃度 $[OH^-]$ は ┌ ウ ┐ で近似計算することができる。

問7　つぎの記述のうち，正しいものの組合せはどれか。

a　アレニウスの酸・塩基の定義によれば，（1）式の NH_3 は塩基で，H_2O は酸である。

b　アンモニア水と塩酸の中和反応で生成した塩化アンモニウムは，正塩に分類される。

c　温度が一定ならば，塩基性を示す希薄溶液中の $[H^+]$ と $[OH^-]$ の積と酸性を示す希薄溶液中の $[H^+]$ と $[OH^-]$ の積は互いに等しい。

d　同一温度において，0.2 mol/L のアンモニア水の pH は，同じモル濃度の水酸化ナトリウム水溶液の pH よりも大きい。

　① (a, b)　　② (a, c)　　③ (a, d)　　④ (b, c)　　⑤ (b, d)　　⑥ (c, d)

問8　一定の温度・圧力のもとで (1) 式が平衡状態にあるとき，平衡を右向きに移動
させる条件として正しいものはどれか。

　　a　　塩化水素を通じる　　　b　　水酸化ナトリウムを加える
　　c　　水を加える　　　　　　d　　塩化アンモニウムを加える

①　a のみ　　②　b のみ　　③　c のみ　　④　d のみ　　⑤　a, b のみ
⑥　a, c のみ　⑦　a, d のみ　⑧　b, c のみ　⑨　b, d のみ　⑩　c, d のみ

問9　下線部の $[H_2O]$ は何 mol / L か。最も近い値はどれか。

①　1.8　　　　②　3.6　　　　③　5.6　　　　④　7.2
⑤　18　　　　⑥　28　　　　⑦　36　　　　⑧　56

問10　$\boxed{\text{ア}}$ にあてはまる式として正しいものはどれか。

問11　$\boxed{\text{イ}}$ にあてはまる式として正しいものはどれか。

【問 10, 11 の解答群】

①　$c\,\alpha^2$　　②　$c^2\,\alpha$　　③　$c\,\alpha$　　④　$(c\,\alpha)^2$

⑤　$\sqrt{\dfrac{K_b}{c}}$　⑥　$\dfrac{\sqrt{K_b}}{c}$　⑦　$\dfrac{K_b}{c}$　⑧　$\sqrt{c\,K_b}$

問 12, 13　標準状態で 4.48 L のアンモニアを水に溶かして 400 mL としたアンモニア
水の塩基電離定数 K_b は 25 °C で 1.80×10^{-5} [mol / L] であった。

　問12　このアンモニア水の水酸化物イオン濃度 $[OH^-]$ を $\boxed{\text{ウ}}$ で求めると
　　　何 mol/L か。最も近い値はどれか。

①　3.00×10^{-5}　②　4.00×10^{-5}　③　4.00×10^{-4}　④　5.00×10^{-4}
⑤　2.00×10^{-3}　⑥　3.00×10^{-3}　⑦　5.00×10^{-3}　⑧　4.00×10^{-2}

　問13　このアンモニア水 100 mL を中和するのに塩酸 50.0 mL が必要であった。
　　　この塩酸の濃度は何 mol/L か。最も近い値はどれか。

①　1.00×10^{-3}　②　5.00×10^{-3}　③　1.00×10^{-2}　④　2.00×10^{-2}
⑤　5.00×10^{-2}　⑥　1.00×10^{-1}　⑦　5.00×10^{-1}　⑧　1.00

【Ⅲ】　つぎの文章を読んで，以下の問いに答えよ。

　ハロゲン（フッ素 F，塩素 Cl，臭素 Br，ヨウ素 I）の単体は，いずれも二原子分子であり，　ア　・有毒な物質である。その融点と沸点は，原子番号が大きいものほど　イ　。また，ハロゲンの単体は，いずれも他の物質から電子を奪う力が大きいため，強い　ウ　があり，その　ウ　は原子番号が大きいものほど　エ　。ハロゲンの中でも，塩素とヨウ素は殺菌剤や消毒剤として用いられている。また，ヨウ素原子 ^{127}I の同位体である ^{131}I は放射性物質であるが，バセドウ病の治療薬としても利用されている。

　ハロゲンは，他の多くの元素と化合してハロゲン化物を形成し，一般に金属元素とは　オ　結合により塩を形成する。一方，非金属元素とは　カ　結合による分子を形成する。ハロゲン化水素はすべて有毒で強い刺激臭をもち，常温・常圧では　キ　の気体である。

問 14　ア　～　エ　にあてはまる正しい語句の組合せはどれか。

	ア	イ	ウ	エ
①	無色	高い	酸化力	強くなる
②	無色	低い	酸化力	弱くなる
③	無色	高い	還元力	強くなる
④	無色	低い	還元力	強くなる
⑤	有色	低い	酸化力	強くなる
⑥	有色	高い	還元力	弱くなる
⑦	有色	低い	還元力	弱くなる
⑧	有色	高い	酸化力	弱くなる

問 15　オ　～　キ　にあてはまる正しい語句の組合せはどれか。

	オ	カ	キ
①	イオン	共有	無色
②	イオン	金属	無色
③	イオン	共有	白色
④	共有	イオン	白色
⑤	共有	金属	無色
⑥	共有	イオン	無色
⑦	金属	共有	白色
⑧	金属	イオン	白色

問 16, 17 つぎの a～d のハロゲン単体について，以下の問いに答えよ。

　　a　F_2　　　　b　Cl_2　　　　c　Br_2　　　　d　I_2

問 16　常温・常圧で気体のハロゲン単体はどれか。

問 17　水と激しく反応して酸素 O_2 を発生するハロゲン単体はどれか。

【問 16, 17 の解答群】

①　a のみ　　　②　b のみ　　　③　c のみ　　　④　d のみ　　　⑤　a, b のみ
⑥　a, c のみ　　⑦　a, d のみ　　⑧　b, c のみ　　⑨　b, d のみ　　⑩　c, d のみ

問 18　つぎの塩素（Cl_2）と塩化物に関する記述のうち，正しいものの組合せはどれか。

a　　塩素を水酸化カルシウムに通じると，さらし粉の主成分が得られる。
b　　塩素を水に溶かすと，その一部が水と反応して塩化水素と塩素酸を生じる。
c　　塩化水素は，塩化ナトリウムに濃硫酸を加えて加熱し，上方置換により捕集する。
d　　塩化銀は水に溶けにくいが，アンモニア水には溶ける。

　　①　(a, b)　　②　(a, c)　　③　(a, d)　　④　(b, c)　　⑤　(b, d)　　⑥　(c, d)

問 19　つぎのヨウ素（$_{53}I$）に関する記述のうち，正しいものの組合せはどれか。

a　　ヨウ素（I_2）の結晶は，分子結晶である。
b　　ヨウ素溶液は，デンプンの検出に用いられる。
c　　^{131}I の電子の数は，78 である。
d　　^{131}I の半減期（元の半分の量になるのに要する時間）が 8 日であるとき，1 ヶ月
　　　経過すると ^{131}I の量は元の約 3 ％に減少する。

　　①　(a, b)　　②　(a, c)　　③　(a, d)　　④　(b, c)　　⑤　(b, d)　　⑥　(c, d)

【Ⅳ】 つぎの文章を読んで，以下の問いに答えよ。ただし，文中の n は分子内の炭素原子の数とする。

メタン CH_4 やエタン C_2H_6 などのように，すべて単結合からなる鎖状構造の飽和炭化水素をアルカンと呼ぶ。アルカンの分子式は，共通の一般式 C_nH_{2n+2} で表される。エチレン C_2H_4 のように，分子内に $C=C$ 結合を1個もつ鎖式不飽和炭化水素をアルケンといい，一般式 C_nH_{2n} （$n \geqq 2$）で表される。また，アセチレン C_2H_2 のように分子内に三重結合を1個もつ鎖式不飽和炭化水素をアルキンといい，一般式 C_nH_{2n-2} （$n \geqq 2$）で表される。

問20 つぎの一般式 C_nH_{2n+2} で表されるアルカンに関する記述のうち，正しいものの組合せはどれか。

a 一般に直鎖状のアルカンの沸点は，その炭素原子の数が増加するにつれて高くなる。

b 一般式の n が4のアルカンには，3種の異性体が存在する。

c 一般に，アルカンの分子から水素原子1個とれた原子団を官能基という。

d 炭素原子 n 個のアルカン1モルを完全燃焼すると，（$n+1$）モルの水 H_2O が生成する。

① (a, b)　　② (a, c)　　③ (a, d)　　④ (b, c)　　⑤ (b, d)　　⑥ (c, d)

問21 つぎのアルケンに関する記述のうち，正しいものの組合せはどれか。

a アルケンでは二重結合を構成する2個の炭素原子とこれに直結する4個の原子は，一般に同一平面上にある。

b プロペンと炭素原子の数が同じプロパンは，互いに同族体である。

c 2-メチルプロペンと1-ブテンは，互いに異性体の関係にある。

d 2-ブテンにおいて，メチル基が二重結合に対して反対側に結合したものをシス形という。

① (a, b)　　② (a, c)　　③ (a, d)　　④ (b, c)　　⑤ (b, d)　　⑥ (c, d)

問22　アセチレンの製法として，最も正しいものはどれか。

①　エタノールを二クロム酸カリウムの硫酸酸性溶液を用いて酸化する。
②　エチレンを触媒（塩化パラジウム（II）と塩化銅（II））を用いて酸化する。
③　酢酸カルシウムを熱分解する。
④　炭化カルシウムに水を作用させる。
⑤　加熱した濃硫酸（160〜170℃）にエタノールを加える。

問23〜25　一般式 C_nH_{2n} で表される 4.20 g のアルケン A に水素 H_2 を過不足なく付加
　　　　　したところ，一般式 C_nH_{2n+2} のアルカン B を 4.32 g 得た。

問23　この付加反応で過不足なくアルカン B を生成するために必要な水素 H_2 は，
　　　標準状態で何 L か。最も近い値はどれか。

①　0.672　　②　1.01　　③　1.12　　④　1.34
⑤　1.79　　⑥　2.69　　⑦　4.03　　⑧　5.60

問24　アルケン A のアルケンの異性体は，A を含め何種類あるか。

①　3　　②　4　　③　5　　④　6
⑤　7　　⑥　8　　⑦　9　　⑧　10

問25　アルカン B の異性体は，B を含め何種類あるか。

①　3　　②　4　　③　5　　④　6
⑤　7　　⑥　8　　⑦　9　　⑧　10

問26　標準状態で 6.72 L のエチレンとアセチレンからなる混合気体に水素付加反応
　　　を行い，過不足なくすべてエタンにするのに必要な水素 H_2 は標準状態で 8.96 L
　　　であった。この混合気体中，エチレンは標準状態で何 L 存在していたか。最も
　　　近い値はどれか。

①　1.22　　②　1.68　　③　2.24　　④　2.69
⑤　3.36　　⑥　4.48　　⑦　5.38　　⑧　6.05

英　語

解答　31年度

I

〔解答〕

問1　(1) ②　　(2) ①　　(3) ②
　　　(4) ②　　(5) ①

問2　(1) ②　　(2) ④　　(3) ③
　　　(4) ③　　(5) ④

問3　(1) ④　　(2) ②

問4　(1) ④　　(2) ③　　(3) ①
　　　(4) ④

〔出題者が求めたポイント〕

問1　内容把握
問2　空所補充
問3　下線部言い換え
問4　下線部言い換え(日本語)

〔解答のプロセス〕

問1　選択肢訳(下線部が本文と異なる箇所)

(1)　世界の海洋に浮かぶごみの大部分は、<u>不法に投棄された毒性の廃棄物である。</u>[第1段落]

(2)　プラスチックの破片は北大西洋からグリーンランドやバレンツ海に運ばれ、これらの海域に蓄積する。[第4段落]

(3)　その海洋の表層水を汚染しているのは1.1億トンあるプラスチックごみのたった1%にすぎず、<u>私たちの食べる物にはほとんど影響がない。</u>[第4段落]

(4)　プラスチックごみは、<u>ロシアやノルウェーの北海岸に住む人々が廃棄していて、</u>北極海の海底に蓄積する可能性がある。[第5段落]

(5)　プラスチック汚染の問題解決には国際的な合意が重要である。[第10段落]

問2

(1)　is carrying ... and (leave)のように、等位接続詞andによって carry と結ばれている

(2)　decades to come「今後の数十年」to come は decades を修飾する形容詞用法の不定詞

(3)　dictated by ～「～によって決まる、影響を受ける」

(4)　the + 比較級 ～, the + 比較級…「～すればするほど、ますます…」

(5)　the + 比較級 ～, the + 比較級…「～すればするほど、ますます…」

問3

(1)　account for ～「(～の割合)を占める」

(2)　break down「分解される」

問4

(1)　navigation「航海」、still-isolated「今でも(他の地域から)隔絶した」

(2)　be not fully undersstood「十分に理解されているわけではない(部分否定)」、make one's way into

～「～の中へと進む」、food chain「食物連鎖」

(3)　suggest that ～「～を示唆する」、be in ～ for a while「しばらくの間、～にある」、by the time ～「～までには」

(4)　sparsely populated「人口の希薄な、過疎の」、which is unlikely「そんなことはありそうにない」which は前文(= people ～ world)を先行詞とする関係代名詞

〔全文訳〕(下線部が選択肢の対応箇所)

(1)世界の海は膨大な数のプラスチック片(ペットボトル、カバン、おもちゃ、漁網など他にもあるが、たいていは微粒子になっている)で散らかっていて、今や海上のプラスチックごみが北極圏に入り込んでいる。

サイエンス・アドヴァンス誌4月19日号に掲載された、スペインのカディス大学と他の研究機関による研究によれば、(2)大海流がプラスチック片を北大西洋からグリーンランドやバレンツ海に運び、それらが海洋の表層水や海氷、おそらくは海底に蓄積するのである。

気候の変化がすでに北極海の海氷を減少させており、この地域の航海が楽になるにつれて、いまだに隔絶したこの地域での人間の活動は、おそらくますます増えるだろう。その結果、プラスチック汚染は、1980年以降世界中に広まったが、これからの数十年で北極海へと拡大する可能性があると、研究者たちは述べている。

毎年、約800万トンのプラスチックが海に投棄され、現在では1.1億トンものプラスチックごみが海洋に存在しているかもしれないと、科学者たちは推定している。プラスチック汚染が環境に及ぼす影響は完全にわかっているわけではないが、(3)それは食物連鎖にも及んでいる。海洋中のプラスチック片は、海洋のごみベルトに堆積していて、ほとんどが亜熱帯還流(海の真ん中に集まる大きな海流)にあると考えられていたが、科学者達の推定では、(3)これらの還流や外洋の他の表層水にあるのはプラスチック汚染のたった1%に過ぎない。

その研究の共同研究者の1人による別の海流モデルは、(4)プラスチックごみがまた、北極海、とりわけロシアとノルウェーの北岸の沖合にあるバレンツ海で蓄積している可能性を予想していたが、これが正しいことをこの研究は示している。

北極海の表層水中のプラスチックごみの量は、現在のところは全体の約3%に過ぎないが、その量は増加し、海底がプラスチックのごみ溜めになる可能性をその研究者たちは指摘している。

北極海のその海域は、熱塩循環(世界中の温度と塩分濃度の違いによって決まる、中心層で起こる地球規模の海洋循環)にとって重要である。その海流が温暖な表層水を北極に運ぶのと一緒に、プラスチックごみを人口が密集した海岸線からもたらし、今や微小な粒子となったプラスチック片を北極に置き去りにして、グリーンランドのような陸塊や極氷冠がそれらを閉じ込めるのであ

る。

　大きなプラスチック片がたくさんは発見されなかったことや、（すぐに分解する）プラスチックフィルムもあまり見つからなかったことは、プラスチックが北極にたどり着くまでしばらくの間海中にあったことを示している。

　もしプラスチックが北極の海岸線から直接もたらされたとすると、人口がまばらな北極に暮らす人々が世界中の他の人々よりもはるかに多くのプラスチックを海に投棄していることになるが、それはありそうもないことである。輸送船が通ることもあまりないので、北極に漂流している浮き荷の量が他の地域よりはるかに多いと考える理由はないと研究者たちは述べている。

　(5)この研究から得られる教訓は、プラスチック汚染の問題は国際的な合意が必要なことであろう。これらのプラスチックは我々の暮らす北大西洋から来ている。北極で起こっていることを我々が知れば知るほど、この問題を解決するもっといい機会が得られるのである。

Ⅱ
〔解答〕
問1　②
問2　①
問3　③
問4　①
問5　①
問6　①
問7　③
問8　④
問9　④
問10　①
〔出題者が求めたポイント〕
文法語法・語彙（選択）
〔解答のプロセス〕
問1　turn off ～「～を消す」
問2　put up with ～「～を我慢する」
問3　be scheduled for ～「～の予定になっている」
問4　when she was nineteen (years old)「彼女が 19 歳だった時」
問5　by and large「概して」
問6　can ～「～の可能性がある」
問7　= If someone should call me「万一誰かが電話してきたら」仮定法未来の、倒置による if の省略
問8　hesitate to do ～「～するのを躊躇する」
　　introduce oneself to ～「～に自己紹介する」
問9　amasingly acute sense「驚くほど鋭い感覚」
　　acute（形容詞）を修飾しているので副詞の amazingly を選ぶ
問10　主語の rest に合わせて therapy（単数）、単数形なので（many の最上級の）the most ではなく the best を選ぶ

Ⅲ
〔解答〕
問1　①
問2　④
問3　①
問4　④
問5　①
〔出題者が求めたポイント〕
会話表現
〔解答のプロセス〕
問1　Not for another 20 minutes「あと 20 分間は来ないよ」、another + 複数名詞 ～「もう～、さらに～」
問2　That sounds like a good idea.「それはいいね」sound like ～「～のように聞こえる」
問3　I agree entirely.「完全に同意する」Not at all「全く反対しません」と答えているので
問4　major「（大学の）専攻科目」
問5　As long as it's not Thursday「木曜日でなければ（問題ない）」as long as ～「～する限りは」

Ⅳ
〔解答〕
問1　⑥－③
問2　⑧－④
問3　①－⑦
問4　⑦－④
問5　④－⑦
〔出題者が求めたポイント〕
整序問題（語句）
〔解答のプロセス〕
完成した英文
問1　(She) could have been listening , couldn't she?
　　could have + 過去分詞 ～「～した可能性がある」の付加疑問文
問2　(Every night), more often than not, I'm in bed by (nine).
　　more often than not「たいてい」
問3　It is because he didn't get enough sleep that he has trouble (concentrating).
　　have trouble Ving ～「～できない」強調構文 It is because ～ that ...「…は～が原因だ」
問4　(Most) industrialized nations depend on oil as their main source of (energy).
　　depend on ～ as ...「…として～に頼る」source of energy「エネルギー源」
問5　So many people read so many books that it's hard to keep up (with them).
　　so ... that ～「とても…なので～」so は副詞なので、修飾する形容詞 many の前に置く

化　学

解答　31年度

I

〔解答〕

問1③　問2②　問3⑦　問4④　問5①
問6②

〔出題者が求めたポイント〕

物質の構成

〔解答のプロセス〕

問1　原子の中心にある原子核は，正電荷をもつ陽子と電荷をもたない中性子からなり，そのまわりを負の電荷をもつ電子が取り巻いている。陽子と電子の電荷は同量で，数も同じであるから，原子全体として中性である。陽子の数は元素により決まっていて原子番号というが，中性子の数は決まっていない。陽子の数が同じで中性子の数の異なる原子を同位体といい，同位体を区別して表すには陽子と中性子の数の和の質量数を用いる。

問2　炭素は原子番号6で，陽子数は6である。元素記号の左肩に示された数値が質量数であるから，^{13}C の中性子数は　$13-6=7$　である。塩素には ^{35}Cl と ^{37}Cl の2種類の同位体があるから，Cl_2 分子には $^{35}Cl-^{35}Cl$，$^{35}Cl-^{37}Cl$，$^{37}Cl-^{37}Cl$ の3種類の質量の異なる分子が存在する。

問3　電子は内側から順に K 殻，L 殻，M 殻，N 殻……と呼ばれる電子殻に位置し，原子番号10のネオンでは K 殻2個，L 殻8個，原子番号20のカルシウムでは K 殻2個，L 殻8個，M 殻8個，N 殻2個と配列されている。元素の化学的性質は最も外側の電子により決まるので最外殻電子を価電子という。カルシウムの最外殻電子は2個なので価電子は2個である。ただしヘリウム，ネオンなどの貴(希)ガス元素は反応をしないので，価電子は0個としている。

問4　同位体の(相対質量×存在比)の和＝原子量　なので

$$12. \times \frac{98.9}{100} + 13.000 \times \frac{1.10}{100} = 12.011$$

問5　原子番号が大きくなると陽子の数が増え原子核の正電荷が増すので電子を引き付ける力が強くなり，イオン半径は小さくなる。よってイオン半径の順は，$O^{2-} > F^- > Na^+ > Mg^{2+} > Al^{3+}$　である。

問6　$Ca(OH)_2$ の式量＝74　　$Ca(OH)_2$ が 1 mol あると Ca^{2+} は 1 mol ＝ 6.02×10^{23} 個あるので

$$6.02 \times 10^{23}/mol \times \frac{22.9\,g}{74\,g/mol} \fallingdotseq 1.86 \times 10^{23}$$

II

〔解答〕

問7④　問8⑥　問9⑧　問10①　問11⑤

問12⑥　問13⑧

〔出題者が求めたポイント〕

アンモニアの電離と中和

〔解答のプロセス〕

問7　(a)アレニウス→ブレンステッド・ローリー　H^+ の授受による酸・塩基の定義は，ブレンステッドとローリーが唱えたものである。　(b)正　酸の H^+ も塩基の OH^- も残っていない。　(c)正　水のイオン積 $K_w = [H^+][OH^-]$ の値は，温度が同じならば水溶液の液性によらず一定である。　(d)大きい→小さい　NH_3 は弱塩基，$NaOH$ は強塩基なので，$[OH^-]$ は $NH_3 < NaOH$，$[H^+]$ は $NH_3 > NaOH$，pH は $NH_3 < NaOH$　である。

問8　(a)中和により OH^- が減るので平衡は右に移動　(b)OH^- が増えるので平衡は左に移動　(c)溶液が薄くなると電離度は大きくなる(平衡は右に移動)　(d)NH_4^+ が増えるので平衡は左に移動

問9　水1L は 1000g であるから，水1L 中の H_2O は

$$\frac{1000\,g}{18\,g/mol} \fallingdotseq 56\,mol \quad よって 56\,mol/L$$

問10, 11　NH_3 水のモル濃度が c〔mol/L〕，電離度が α のとき，$[NH_3] = c(1-\alpha)$〔mol/L〕

$$[NH_4^+] = [OH^-] = c\alpha \text{〔mol/L〕}$$

$$K_b = \frac{[NH_4^+][OH^-]}{[NH_3]} = \frac{c\alpha \text{〔mol/L〕} \times c\alpha \text{〔mol/L〕}}{c(1-\alpha)\text{〔mol/L〕}}$$

$$= \frac{c\alpha^2}{1-\alpha}\text{〔mol/L〕}$$

$1-\alpha \fallingdotseq 1$　とみなせるとき

$$K_b = c\alpha^2 \text{〔mol/L〕} \quad \cdots \boxed{ア} \qquad \alpha = \sqrt{\frac{K_b}{c}} \quad \cdots \boxed{イ}$$

問12　$[OH^-] = c\alpha = c\sqrt{\dfrac{K_b}{c}} = \sqrt{cK_b}$　$\cdots \boxed{ウ}$

NH_3 4.48L は　$\dfrac{4.48\,L}{22.4\,L/mol} = 0.200\,mol$

濃度は　$\dfrac{0.200\,mol}{0.400\,L} = 0.500\,mol/L$

$[OH^-] = \sqrt{0.500\,mol/L \times 1.80 \times 10^{-5}\,mol/L}$
$= 3.00 \times 10^{-3}\,mol/L$

問13　中和の関係　酸の物質量×価数＝塩基の物質量×価数　より

$$x\text{〔mol/L〕} \times \frac{50.0}{1000}\,L \times 1 = 0.500\,mol/L \times \frac{100}{1000}\,L \times 1$$

$$x = 1.00\text{〔mol/L〕}$$

III

〔解答〕

問14⑧　問15①　問16⑤　問17①　問18③
問19①

〔出題者が求めたポイント〕

ハロゲン元素

〔解答のプロセス〕

問14　ハロゲンの単体はいずれも2原子分子で，いずれも有色で有毒な物質である。原子番号の大きいものほどファンデルワールス力が強く，融点・沸点は高い。
　　F_2 は淡黄色気体，Cl_2 は黄緑色気体，Br_2 は赤褐色液体，I_2 は黒紫色固体。
　　また酸化力が強く，その強さは原子番号の小さいものほど強い。　$X_2 + 2e^- \longrightarrow 2X^-$

問15　ハロゲンは金属元素とは陰イオンとなってイオン結合で結合して塩をつくり，非金属元素とは共有結合で結合して分子をつくる。水素との化合物（ハロゲン化水素）は刺激臭のある無色の気体であり，水溶液は酸性を示す。

問16　F_2 と Cl_2 は気体（沸点は F_2：$-188℃$，Cl_2：$-34℃$），Br_2 は液体（融点 $-7℃$），I_2 は固体（融点 $114℃$）である。

問17　F_2 が該当する。　$2F_2 + 2H_2O \longrightarrow 4HF + O_2$
　　Cl_2 は水に一部溶け，HCl と $HClO$ を生じて平衡状態になる。

問18　(a)正　$Ca(OH)_2 + Cl_2 \longrightarrow CaCl(ClO)\cdot H_2O$
　　(b)塩素酸 → 次亜塩素酸
　　　$Cl_2 + H_2O \rightleftarrows HCl + HClO$
　　(c)上方置換 → 下方置換　HCl は空気より重い。
　　(d)正　NH_3 と錯イオンを生じて溶ける。
　　　$AgCl + 2NH_3 \longrightarrow [Ag(NH_3)_2]^+ + Cl^-$

問19　(a)正　　(b)正　　(c)78→53　I の原子番号は53
　　(d)約3% → 約6%　1月を32日とすると半減期が4回過ぎるので，^{131}I の量は $\left(\dfrac{1}{2}\right)^4 = \dfrac{1}{16} = 0.0625$
　　（約6%）になる。

Ⅳ

〔解答〕

問20 ③　　問21 ②　　問22 ④　　問23 ④　　問24 ④
問25 ①　　問26 ⑥

〔出題者が求めたポイント〕
脂肪族炭化水素

〔解答のプロセス〕

問20　(a)正　似た構造の物質では，原子数が多いほどファンデルワールス力は強い。　(b)3種 → 2種
ブタン $CH_3CH_2CH_2CH_3$ と 2-メチルプロパン $(CH_3)_2CHCH_3$ の2種　　(c)官能基 → アルキル基
官能基は $-OH$ や $-COOH$ のように化合物の性質を決める特定の基である。　(d)正　アルカン1mol中の水素原子は $(2n+2)$〔mol〕なので生じる H_2O は $(n+1)$〔mol〕である。

問21　(a)正　　(b)同族体 → 特に名称はない。
　　(c)正　2-メチルプロペン $\underset{CH_2=C-CH_3}{\overset{CH_3}{|}}$ と 1-ブテン
$CH_2=CHCH_2CH_3$ の分子式は C_4H_8 で同じである。
　　(d)シス形 → トランス形

問22　①アセトアルデヒドを経て酢酸が生じる。
　　$K_2Cr_2O_7 + 4H_2SO_4 + 3C_2H_5OH$
　　　$\longrightarrow K_2SO_4 + Cr_2(SO_4)_3 + 7H_2O + 3CH_3CHO$
　　$K_2Cr_2O_7 + 4H_2SO_4 + 3CH_3CHO$
　　　$\longrightarrow K_2SO_4 + Cr_2(SO_4)_3 + 4H_2O + 3CH_3COOH$
　②アセトアルデヒドが生じる。
　　$2CH_2=CH_2 + O_2 \longrightarrow 2CH_3CHO$
　③アセトンが生じる。
　　$(CH_3COO)_2Ca \longrightarrow CH_3COCH_3 + CaCO_3$
　④正　$CaC_2 + 2H_2O \longrightarrow CH\equiv CH + Ca(OH)_2$
　⑤エチレンが生じる。
　　$C_2H_5OH \longrightarrow CH_2=CH_2 + H_2O$

問23　付加した水素は　$4.32\,g - 4.20\,g = 0.12\,g$
　　物質量は　$\dfrac{0.12\,g}{2.0\,g/mol} = 0.060\,mol$
　　$22.4\,L/mol \times 0.060\,mol = 1.344 ≒ 1.34\,L$

問24　反応したアルケン（C_nH_{2n}，分子量 $14n$）も $0.060\,mol$ であるから，分子量は
　　$\dfrac{4.20\,g}{0.060\,mol} = 70\,g/mol$　より 70
　　$14n = 70$　より　$n = 5$　　A は C_5H_{10}
　　分子式 C_5H_{10} のアルケンの構造異性体は
　　(ア) $CH_2=CH-CH_2-CH_2-CH_3$
　　(イ) $CH_3-CH=CH-CH_2-CH_3$
　　(ウ) $CH_2=\underset{\overset{|}{CH_3}}{C}-CH_2-CH_3$　　(エ) $CH_3-\underset{\overset{|}{CH_3}}{C}=CH-CH_3$
　　(オ) $CH_3-\underset{\overset{|}{CH_3}}{CH}-CH=CH_2$ の5種類
　　(イ)（2-ペンテン）にはシス-トランス異性体があるから異性体の総数は6。

問25　C_5H_{10}（A）$+ H_2 \longrightarrow C_5H_{12}$（B）　アルカン（B）の構造異性体は　$CH_3CH_2CH_2CH_2CH_3$，$(CH_3)_2CHCH_2CH_3$，$(CH_3)_4C$ の3種類である。
　　注　アルケンの水素付加では $(CH_3)_4C$ は得られない。

問26　$C_2H_4 + H_2 \longrightarrow C_2H_6$
　　　$C_2H_2 + 2H_2 \longrightarrow C_2H_6$
　　エチレンを x〔mol〕，アセチレンを y〔mol〕とすると，合計の体積より
　　$x\text{〔mol〕} + y\text{〔mol〕} = \dfrac{6.72\,L}{22.4\,L/mol} = 0.300\,mol$
　　付加する水素の体積より
　　$x\text{〔mol〕} + 2y\text{〔mol〕} = \dfrac{8.96\,L}{22.4\,L/mol} = 0.400\,mol$
　　これより　$x = 0.200$〔mol〕，$y = 0.100$〔mol〕
　　エチレンの体積は　$22.4\,L/mol \times 0.200\,mol = 4.48\,L$

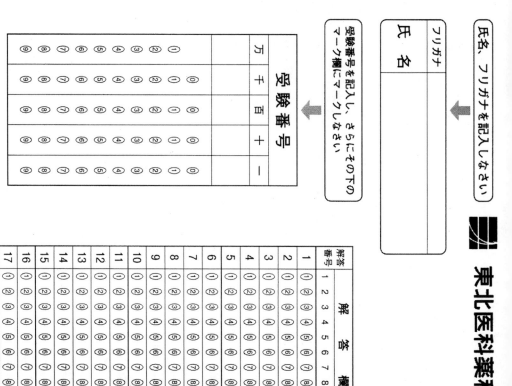

東北医科薬科大学　入学試験　解答用紙　**外国語**

氏名，フリガナを記入しなさい

フリガナ

氏　名

受験番号を記入し，さらにその下の
マーク欄にマークしなさい

【注意事項】
1. 訂正は，消しゴムできれいに消し，消しくずを残してはいけません。
2. 所定欄以外にはマークしたり，記入したりしてはいけません。
3. 汚したり，折り曲げたりしてはいけません。

マーク例
良い例	悪い例
●	◉ ◑ ⊗

この解答用紙は 124％に拡大すると，ほぼ実物大になりま

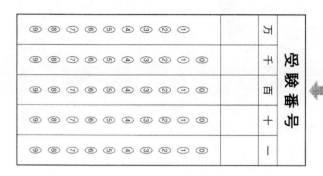

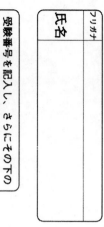

東北医科薬科大学 入学試験 解答用紙 理 科

この解答用紙は124%に拡大すると、ほぼ実物大になります。

東北医科薬科大学　薬学部（推薦）入試問題と解答

令和 6 年 5 月 24 日　初版第 1 刷発行

編　集　　みすず学苑中央教育研究所

発行所　　株式会社ミスズ　　　　　　　　　　定価　本体 3,100 円＋税

〒167－0053

東京都杉並区西荻南 2 丁目 17 番 8 号

ミスズビル 1 階

電　話　03（5941）2924（代）

印刷所　　タカセ株式会社

●本シリーズ掲載の入試問題について、万一、掲載許可手続きに遺漏や不備があると思われるものがありましたら、当社までお知らせ下さい。

●乱丁・落丁等につきましてはお取り替えいたします。

●本書の内容についてのお問合せは、具体的な質問内容を明記のうえ、ハガキ・封書を当社宛にお送りいただくか、もしくは下記のアドレスまでお問合せ願います。

〈 お問合せ用アドレス：https://www.examination.jp/contact/ 〉

ISBN978-4-86792-042-8